北京市惠民医药卫生事业发展基金会 ◎ 组织编写

常见病中成药
临床合理使用丛书
血液科 分册

丛书主编◇张伯礼　高学敏

分册主编◇侯　丽　许亚梅

华夏出版社
HUAXIA PUBLISHING HOUSE

常见病中成药临床合理使用丛书
编委会名单

《血液科分册》编委会名单

　　侯丽　女，医学博士，主任医师，硕士研究生导师。北京中医药大学东直门医院肿瘤血液科主任。中华中医药学会肿瘤专业委员会常务委员，中华中医药学会血液病分会常务委员。主持和参加科研课题30余项，获科技奖励10余项。

　　许亚梅　女，医学博士，硕士研究生导师，现就职于北京中医药大学东直门医院肿瘤血液科。中华中医药学会血液病分会委员，中国中西医结合学会血液学专业委员会青年委员，中华中医药学会肿瘤专业委员会青年委员。主持或作为主要成员参加科研课题30余项，获科技奖励8项、科技成果3项。

序

中医药作为我国重要的医疗卫生资源，与西医药优势互补，相互促进，共同维护和增进人民健康，已经成为中国特色医药卫生事业的重要特征和显著优势。中医药临床疗效确切、预防保健作用独特、治疗方式灵活多样、费用较为低廉，具有广泛的群众基础。基层是中医药服务的主阵地，也是中医药赖以生存发展的根基，切实提高城乡基层中医药服务能力和水平，有利于在深化医改中进一步发挥中医药作用，为人民群众提供更加优质的中医药服务。

近年来，北京市惠民医药卫生事业发展基金会致力于"合理使用中成药"公益宣传活动，继出版《中成药临床合理使用读本》、《常见病中成药合理使用百姓须知》之后，又出版《常见病中成药临床合理使用丛书》，旨在针对常见病、多发病，指导基层医务工作者正确使用中成药，并可供西医人员学习使用，以实现辨证用药、安全用药、合理用药。

相信该丛书的出版发行，有利于促进提升城乡基层中医药服务能力和水平，推动中医药更广泛地进乡村、进社会、进家庭，让中医药更好地为人民健康服务。

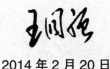

2014 年 2 月 20 日

前言 Preface

　　为更好地配合国家医疗制度改革、贯彻国家基本药物制度、保障国家基本药物的合理应用，北京市惠民医药卫生事业发展基金会基于"合理使用中成药"宣传公益活动项目，组织编写了《常见病中成药临床合理使用丛书》，该丛书是继《中成药临床合理使用读本》之后的又一力作。《血液科分册》选择了血液系统常见的急性白血病、再生障碍性贫血、过敏性紫癜、免疫性血小板减少性紫癜、缺铁性贫血等疾病，以西医病名为纲、以中医证候为目，详细介绍了上述疾病常用的中成药的处方组成、功能主治、用法用量、注意事项以及辨证论治规律。

　　该丛书以《国家基本药物目录》、《国家基本医疗保险、工伤保险和生育保险药品目录》及《中华人民共和国药典》的品种为依据，选择治疗血液系统疾病有明确疗效的中成药。这些中成药能够兼顾临床常见的多种证型，并具有较好的用药安全性。同时，为便于掌握和应用所选用中成药知识，该丛书还详细介绍了所选中成药品种药理毒理、临床报道等内容，并附有常用中成药简表，条目清晰，查阅方便。

　　该丛书以临床实用为特点，以安全合理使用中成药为宗旨。中成药深受广大患者喜爱，也是西医师临床处方常用药物，本书主要面向西医师及医学生，以西医病名为纲，密切结合临床，详述常见证型及中成药辨证选用规律，有助于提高读者正确理解中医药、规范使用中医药的能力。该丛书的出版将为促进中成药的合理使用、提升患者健康水平、推动中医药事业的发展做出新的贡献！

陈信义

2014 年 5 月

目录 Contents

急性白血病

急性白血病（acute leukemia，AL）是造血干细胞的恶性克隆性疾病，发病时骨髓中异常的原始细胞及幼稚细胞（白血病细胞）大量增殖并抑制正常造血，通常伴有外周血中红细胞和血小板计数减少，而白细胞计数可减少、正常或增多，广泛浸润肝、脾、淋巴结等各种脏器。发热、出血、贫血和组织器官浸润表现是急性白血病的四大临床特征。白血病浸润可引起骨痛、中枢神经系统或消化道症状，以及肝、脾、淋巴结肿大，齿龈增生，皮疹或粒细胞肉瘤等临床体征。急性白血病又分为急性髓系白血病（acute myeloid leukemia，AML）、急性淋巴细胞性白血病（acute lymphoblastic leukemia，ALL）。急性白血病病理表现主要有白血病细胞增生与浸润。非特异性病变则表现为出血及组织营养不良、坏死和继发性感染。白血病细胞的增生与浸润主要发生在骨髓，使正常红系、巨核系细胞受抑制。白血病细胞也可出现在其它造血组织或脏器中，如肝脏、脾脏、肺脏、心脏、胸腺、脑组织、淋巴结、睾丸、皮肤黏膜等。白血病细胞大量浸润、出血、梗死及全身代谢障碍，局部或全身组织可有营养不良与萎缩，甚至坏死。近些年来，由于大量化疗药物和抗生素的使用，肿瘤细胞大量崩解后出现纤维蛋白渗出、组织细胞吞噬，可继发骨髓萎缩和/或组织纤维化。临床常见贫血、发热、出血，淋巴结和肝脾肿大，关节、骨骼疼痛，牙龈增生，可出现皮肤蓝灰色斑丘疹、睾丸无痛性肿大等。血或骨髓原始粒（或单核）≥ 20%，可诊断为 AML；当患者被证实有克隆性重现性细胞遗传学异常 t（8；21）（q22；q22）inv（16）（p13；q22）或 t（16；16）（p13；q22）以及 t（15；17）（q22；q12）时，即使原始细胞＜ 20%，也应诊断为 AML；骨髓中幼稚淋巴细胞＞ 25% 时，可诊断为 ALL。

联合化疗是急性白血病主要治疗手段，现代医学关键性治疗是实施正规、有效的化疗方案。初始化疗称为诱导缓解化疗。在达到完全缓解后应进行缓解后化疗，又可分为巩固治疗、早期强化和维持治疗三个阶段。因此，西医基本治疗原则是尽早联合化疗，有条件的患者进行造血干细胞移植，并积极处理相关并发症。

因增生的白血病细胞具有恶性肿瘤的生物学特征，故急性白血病可归属于中医"血癌"范畴。在疾病发生与发展过程中，根据临床表现，可与"虚劳"、"血证"、"癥积"、"痰核"、"瘰疬"等病名互参。

一、中医病因病机分析及常见证型

中医学认为毒邪内伏是急性白血病发生的关键因素之一，正气无力抗邪，毒邪聚于体内，进一步耗伤正气，极易造成久病不复，而使脏腑、气血、阴阳俱虚，气不化血，血不载气，阴阳失调，津液虚乏。血瘀既是疾病发生与发展过程中的病理产物，又是致病的关键因素。毒邪聚于体内，流注经络，阻碍气血运行，日久便可形成血瘀。血瘀又可影响气血、阴阳、津液之生化，而使诸虚不足进一步加重。正气亏虚，无以抗邪，易致邪毒入里，侵犯五脏，损及骨髓而造成毒聚脏腑、骨髓毒聚；毒邪侵袭，易伤营血，或内陷心包，或毒邪散发，遍布全身而出现壮热口渴、衄血发斑、神昏谵语、疔疮疖肿等。

在疾病的不同发展阶段，血癌的常见证型又有邪盛正虚证、邪热炽盛证、痰瘀互结证、脾胃不和证、肝郁脾虚证的不同。

二、辨证选择中成药

1. 邪盛正虚证

【临床表现】面色苍白，头晕，疲乏无力，活动后心慌气短，或发热、出血、骨痛，舌质淡，苔薄白，脉虚大无力或沉细。

【辨证要点】疲乏，发热，骨痛，舌质淡，脉虚大无力或沉细。

【病机简析】急性白血病病位在骨髓及血，脾主生血，肝主藏血，肾主骨生髓，故与肝脾肾关系密切。在以上正气虚损基础上，复加邪毒则发病。正气亏虚是急性白血病发生的内因，脾虚致气血生化无源，故见面色苍白，头晕，疲乏无力；肝肾亏虚则髓少精亏，阴虚有热。邪毒侵扰人体筋骨关节，闭阻经脉气血，出现骨痛。白血病本身引起的发热主要是邪毒内发，常在病情恶化时出现，以低热为主，常伴骨痛，阴虚发热常有手足心热，午后热甚，盗汗，口渴思饮等。

【治法】祛邪解毒，扶正固本。

【辨证选药】宜选用有扶正兼祛邪的药物，或两种中成药联用。邪气偏盛者可重用祛邪解毒药物，例如大黄䗪虫丸（胶囊）、新癀片、复方黄黛片、连翘败毒丸（膏、片）、黄连上清丸（颗粒、胶囊、片）、痰热清注射液。正气虚为主者可选用知柏地黄丸（颗粒、胶囊、片）、人参养荣丸、康艾注射液、艾迪注射液、消癌平注射液等。

此类中成药多以水牛角、羚羊角、牛黄、黄连、黄芩、熊胆、金银花、连翘、苦参、三七等药物组成，可发挥祛邪解毒的作用。可联合黄芪、人参、党参、熟地、当归等药物扶正固本。

2. 邪热炽盛证

【临床表现】 壮热口渴，紫斑，齿鼻渗血、血色鲜红，舌质红，苔黄，脉数。

【辨证要点】 高热，紫斑，苔黄，脉数。

【病机简析】 急性白血病患者常有发热，通常起病急，发展迅速，病情险恶。发热主要责之于外感六淫、邪毒内发及阴虚发热，温热毒邪是重要原因。外感发热，起病时多恶寒，或有寒战，身热，热度较高。在表者宜解，在气分者宜清，在营分、血分者宜清、宜凉。可有壮热不退，甚则神昏谵语，鼻齿出血及内脏出血等热毒燔灼营血，内陷心包，耗乏气血之证候。

【治法】 清热解毒，凉血止血。

【辨证选药】 可选用安宫牛黄丸、安脑丸（片）、牛黄解毒丸（胶囊、软胶囊、片）、清开灵注射液、醒脑静注射液等。

此类中成药常以羚羊角、生地、丹皮、赤芍、玄参、黄连、黄芩、麝香等为主，从而起到清热解毒、醒神开窍、凉血止血的作用。

3. 痰瘀互结证

【临床表现】 瘰疬痰核，胁下包块，按之坚硬，时有胀痛，或伴有低热、盗汗，面色不华，舌质黯，苔腻，脉弦细或涩。

【辨证要点】 瘰疬痰核，胁下包块，时有胀痛，舌质黯，苔腻。

【病机简析】 痰来自津，瘀本乎血；津聚液停形成痰饮；血滞血留而为瘀；痰阻而气滞，气滞则血瘀。瘀血停滞，脉络不通，气不往来，则津液不布，聚而为痰。痰与瘀相互交织形成"痰瘀互阻"是急性白血病难以治愈的关键病机。

【治法】化痰散结，祛瘀解毒。

【辨证选药】可选用小金丸（胶囊、片）、内消瘰疬丸、鳖甲煎丸、牛黄醒消丸、梅花点舌丹、血府逐瘀丸（口服液、胶囊）、消癌平片（滴丸、胶囊）、消癌平注射液等。

此类中成药常选用浙贝母、川芎、乳香、没药、雄黄、牛黄、熊胆、桃仁、红花等达到化痰祛瘀的作用。

4. 脾胃不和证

【临床表现】面色萎黄，肢体倦怠，饮食无味，食欲不振或纳食锐减，恶心欲吐，胃脘嘈杂，或胃脘疼痛，食后腹胀，或脘腹胀满，或腹中肠鸣，大便溏稀，舌体胖大，舌质淡红，舌苔白腻，脉象细弱。

【辨证要点】面色萎黄，恶心欲吐，食后腹胀，舌体胖大。

【病机简析】脾与胃表里相合，脾主运化，胃主受纳，脾气主升，胃气宜降。脾胃为气血生化之源，脾气虚，日久可致营血亏虚，或气血两虚之证。肌肤失去血的濡养和温煦，可致面色萎黄，中气不足故少气懒言；脾主肌肉四肢，脾虚日久肢体失养，故倦怠乏力；脾气虚弱，运化失职，水谷内停，故纳少，脘腹胀满，食后腹胀更甚；水湿不运，流注肠中，甚或清阳不升，故大便溏薄；胃受纳腐熟功能减弱，胃失和降易见胃脘隐痛、纳呆、嗳气、呕恶。

【治法】健脾和胃，淡渗利湿。

【辨证选药】可选用益中生血胶囊、复方阿胶浆、康莱特注射液、参麦注射液等。

此类中成药常选用党参、茯苓、白术、薏苡仁、陈皮、半夏等达到健脾和胃的作用。

5. 肝郁脾虚证

【临床表现】胸胁痞满，胁肋胀痛，心烦易怒，食欲不振，或恶心呕吐，肢体困乏，脘腹胀满，大便溏稀，舌质淡红，舌苔薄黄，脉象弦滑。

【辨证要点】胁肋胀痛，心烦易怒，脘腹胀满。

【病机简析】肝主疏泄，肝气郁结则疏泄不利，肝失调达，横乘脾土，损伤脾气，脾失健运而见肝郁脾虚或肝脾不和。肝失疏泄，经气郁滞，情志不畅，则胸胁痞满，胁肋胀痛，精神抑郁，气郁化火，肝失柔顺，则心烦易怒。肝木乘脾土，脾气虚弱，不能运化水谷，消化功能减弱，则食欲不振，脘腹胀满或恶心呕吐，大便溏稀不爽，甚至腹痛则泻，便后气机条畅，腹痛可暂得缓解。

【治法】疏肝解郁，理气健脾。

【辨证选药】可选用逍遥丸（颗粒）、夏枯草膏（颗粒、胶囊、片、口服液）、香砂六君丸等。

此类中成药常选用柴胡、夏枯草、郁金、白芍、党参、茯苓、白术、薏苡仁、陈皮、半夏等，从而达到疏肝健脾的作用。

三、用药注意

治疗急性白血病有必要采取辨证与辨病相结合、宏观与微观相结合、化疗与中药相结合的方法，不同阶段采用不同的综合治疗方案，优势互补，取长补短，发挥综合效应，以降低医药成本，提高临床疗效。西医基本治疗原则是尽早联合化疗，但化疗可引起骨髓抑制、多药耐药、胃肠道反应、脏器功能损伤等不良反应。因此，联合应用中药可以"扬长避短、优势互补、减毒增效"，极大发挥综合效应，降低西药带来的不良反应。急性早幼粒细胞白血病可以单独应用中药砷制剂治愈，用药期间应监测肝功能以及注意有无维甲酸综合征等不良反应。使用中成药前请咨询医师或药师，有高血压、心脏病、肝病、糖尿病、肾病等慢性病患者及儿童、孕妇、哺乳期妇女应在医师指导下服用。过敏体质者慎用中药，药品性状发生改变时禁止使用。

化疗前期应以扶正为主，解毒为辅，意在鼓舞正气，抵御毒邪，增强机体功能，为化疗提供准备。化疗期主要克服化疗药物导致的严重不良反应，以保证化疗顺利进行，常见脾胃不和、肝郁脾虚证候。化疗后期应调整脏腑机能，促进脏器功能恢复。对难治性白血病应以中药祛痰化瘀散结、增效减毒。清热解毒、活血化痰的中药可增加化疗药物的敏感性；益气养阴、健脾和胃、疏肝解郁的中药可降低化疗毒副作用。益气养阴的中药具有明显调节免疫作用，可促进免疫功能恢复，预防白血病复发，控制残留白血病细胞。临床选药应针对不同证型，选择对应的方药，并与辨病相结合，才能收到预期疗效。

附一

常用治疗急性白血病的中成药药品介绍

（一）邪盛正虚证常用中成药品种

大黄䗪虫丸（胶囊）

【处方】熟大黄、土鳖虫（炒）、水蛭（制）、虻虫（去足翅、炒）、蛴螬（炒）、干漆（煅）、桃仁、苦杏仁（炒）、黄芩、地黄、白芍、甘草。

【功能与主治】 活血破瘀，通经消癥。用于瘀血内停所致的癥瘕、闭经，症见腹部肿块、肌肤甲错、面色黯黑、潮热羸瘦、经闭不行。

【用法与用量】

丸剂：口服。大蜜丸，一次 3 ~ 6g，一日 1 ~ 2 次。

胶囊：口服。一次 4 粒，一日 2 次。

【禁忌】 孕妇禁用，皮肤过敏者停用。

【注意事项】 临床偶有过敏反应，患者皮肤出现潮红、发痒，停药后即消。初服时有的病例有轻泻作用，1 周后能消失。有出血倾向者可加重齿龈出血或鼻衄。

【规格】

丸剂：大蜜丸，每丸重 3g。

胶囊：每粒装 0.4g。

【贮藏】 密封。

【药理毒理】 大黄䗪虫丸有抗凝、抗炎、抗菌、解痉、镇静、止痛、抗病毒、溶栓、止血等作用；整方的现代药理作用包括：改善肾功、保护脑组织、改变血液流变学、降脂、保肝、抗纤维化、促流产以及防止肠粘连等[1]。

【临床报道】 以大黄䗪虫丸为主配合化疗治疗慢性粒细胞性白血病 16 例，结果完全缓解率为 50 %，部分缓解率为 37.5 %；单纯化疗组 20 例，完全缓解率和部分缓解率分别为 20.0 % 和 30.0 %。治疗组脾脏均有缩小，其中明显缩小者（达 10cm 以上）占 65.5 %，而单纯化疗组缩小率为 44.4 %，两组缓解率、脾脏缩小率均呈显著性差异（$P < 0.01$）[2]。

【参考文献】

[1] 李康，党诚学. 大黄䗪虫丸药理作用及临床应用 [J]. 现代中西医结合杂志，2004，13（11）：1440-1442.

[2] 陈兆孝. 以大黄䗪虫丸为主治疗慢性粒细胞性白血病 [J]. 中西医结合杂志，1988.（8）：500-501.

新癀片

【处方】 肿节风、三七、人工牛黄、猪胆粉、肖梵天花、珍珠层粉、水牛角浓缩粉、红曲、吲哚美辛。

【功能与主治】 清热解毒，活血化瘀，消肿止痛。用于热毒瘀血所致的咽喉肿痛、牙痛、痹痛、胁痛、黄疸、无名肿毒等症。

【用法与用量】

口服。一次 2～4 片，一日 3 次；小儿酌减。

外用。用冷开水调化，敷患处。

【禁忌】 有消化道出血史者忌用。

【注意事项】 胃及十二指肠溃疡者、肾功能不全者及孕妇慎用。

【规格】 每片重 0.32g。

【临床报道】 应用新癀片辅助治疗急性白血病合并感染发热患者 60 例，治疗组 60 例患者中，体温开始下降时间为 2～4h，平均（3.12±0.76）h，对照组 52 例患者体温开始下降时间为 24～48h，平均（36.24±10.62）h，两组比较差异有显著性；治疗组体温恢复正常时间 48～120h，对照组体温恢复正常时间 96～216h，两组比较差异有显著性。治疗组中有 2 例因服药后严重恶心及胃部不适而暂停，停药后症状逐渐消失，其余病例均未出现明显的副作用[1]。

外用治疗化疗性静脉炎。将化疗期间发生静脉炎的患者120例，随机分为治疗组与对照组各60例。治疗组将新癀片500片研细、碾碎用绿茶水溶解，加入少量蜂蜜、食醋调和成糊状，备用。在滴入化疗药物前20min，于静脉向心穿刺点2cm以上外敷新癀片糊剂，每日涂药3次，两次涂药间隔时间6~8h，至静脉化疗结束。对照组用无菌棉签将喜疗妥软膏外涂在病人出现化疗性静脉炎的部位，沿血管向心性均匀涂抹2~3次/d，直至化疗结束后2日。结果治疗组总有效率96.7%，对照组总有效率为66.6%。两组总有效率比较，差异有显著统计学意义（$P < 0.01$）[2]。

【参考文献】

[1] 陈三军，曹瑞生，杜芳腾，等. 新癀片辅助治疗急性白血病合并感染发热患者60例 [J]. 中国中西医结合杂志，2002，22（1）：57.

[2] 刘蕊，王文志，胡玉民. 新癀片外敷防治化疗性静脉炎60例疗效观察 [J]. 中国中医药科技，2008，15（4）：309.

复方黄黛片

【处方】 青黛、雄黄（水飞）、太子参、丹参。

【功能与主治】 清热解毒，益气生血。主要用于急性早幼粒细胞白血病，或伍用化疗药物治疗其他的白血病及真性红细胞增多症。

【用法与用量】 口服。一次5~10片，一日3次。

【禁忌】 妊娠及哺乳期患者慎用。

【注意事项】 复方黄黛片需在医师的指导下使用；肝功能异常者慎用。

【不良反应】

1．可有恶心、呕吐、腹痛、腹泻、胃痛等胃肠道反应，一般可适应性消失，无需停药。症状明显者可伍用强的松。

2．少数患者出现肝功能异常，但治疗结束后，绝大数患者可以恢复正常。

3．少数患者出现皮疹。

4．偶有皮肤干燥、色着沉着、口干、眼干、头痛等不良反应。

【规格】 每片重 0.27g。

【贮藏】 密封，置阴凉干燥处。

【药理毒理】 小鼠一次性灌胃给药复方黄黛片，8h 后检测血生化及肝肾病理变化；测定肝肾组织中的砷蓄积量及砷毒性敏感基因的表达。复方黄黛片组肝肾功能及病理检查与正常对照组相似，未见异常，MT-1、MT-2、HO-1 和 IL-1β 基因表达仅轻微升高[1]。

【临床报道】 112 例急性早幼粒细胞白血病（APL）患者接受了以复方黄黛片为主，且与 HACP、HAOP、HAEP、HAMP 联合化疗交替应用的缓解后治疗，通过骨髓象检查了解疾病复发情况及生存期。112 例患者中，16 例患者复发，复发率为 14.29%，中位复发时间为 12.5（4～67）个月；中位随访时间为 59（1～72）个月，1、2、3、4、5、6 年实际无复发生存（RFS）率分别为 92.86%、89.29%、88.39%、87.50%、86.61%、85.71%[2～4]。

【参考文献】

[1] 徐懿乔，梁世霞，谢笑龙，等．复方黄黛片、雄黄与砷酸钠的毒性比较[J].成都医学院学报，2012，7（1）：47-51.

[2] 黄世林，郭爱霞，向阳，等．复方青黛片为主治疗急性早幼

粒细胞白血病的临床研究 [J]. 中华血液学杂志, 1995, 16（1）: 26.

[3] 向阳, 王晓波, 孙淑君, 等. 复方黄黛片诱导治疗 193 例急性早幼粒细胞白血病的临床研究 [J]. 中华血液学杂志, 2009, 30（7）: 440-442.

[4] 向阳, 常晓慧, 成玉斌, 等. 复方黄黛片为主的缓解后治疗方案对急性早幼粒细胞白血病长期生存的影响 [J]. 中国中西医结合杂志, 2010, 30（12）: 1253-1256.

连翘败毒丸（膏、片）

连翘败毒丸（膏、片）

【处方】金银花、连翘、大黄、紫花地丁、蒲公英、栀子、白芷、黄芩、赤芍、浙贝母、桔梗、玄参、木通、防风、白鲜皮、甘草、蝉蜕、天花粉。

【功能与主治】清热解毒，消肿止痛。用于疮疖溃烂，灼热发烧，流脓流水，丹毒疱疹，疥癣痛痒。

【用法与用量】

丸剂：口服。一次 9g，一日 2 次。

煎膏剂：口服。一次 15g，一日 2 次。

片剂：口服。一次 4 片，一日 2 次。

【禁忌】孕妇忌服。

【注意事项】

1. 忌烟、酒及辛辣食物。

2. 不宜在服药期间同时服用滋补性中药。

【规格】

丸剂：大蜜丸，每丸重 9g。

煎膏剂:(1)每袋装15g,(2)每瓶装60g,(3)每瓶装120g,(4)每瓶装180g。

片剂:每片重0.6g。

连翘败毒丸

【处方】连翘、金银花、苦地丁、天花粉、黄芩、黄连、黄柏、大黄、苦参、荆芥穗、防风、白芷、羌活、麻黄、薄荷、柴胡、当归、赤芍、甘草。

【功能与主治】清热解毒,散风消肿。用于脏腑积热,风热湿毒引起的疮疡初起,红肿疼痛,憎寒发热,风湿疙瘩,遍身刺痒,大便秘结。

【用法与用量】口服。一次6g,一日2次。

【规格】每100粒重6g。

黄连上清丸(颗粒、胶囊、片)

【处方】黄连、栀子(姜制)、连翘、炒蔓荆子、防风、荆芥穗、白芷、黄芩、菊花、薄荷、酒大黄、黄柏(酒炒)、桔梗、川芎、石膏、旋覆花、甘草。

【功能与主治】散风清热,泻火止痛。用于风热上攻,肺胃热盛所致的头晕目眩,暴发火眼,牙齿疼痛,口舌生疮,咽喉肿痛,耳痛耳鸣,大便秘结,小便短赤。

【用法与用量】

丸剂:口服。规格(1)大蜜丸,一次1~2丸;规格(2)水蜜丸,一次3~6g;规格(3)水丸,一次3~6g,一日2次。

颗粒剂:口服。一次2g,一日2次。

胶囊:口服。规格(1)一次4粒;规格(2)一次2粒,一日 2 次。

片剂：口服。规格（1）、（2）一次 6 片，一日 2 次。

【禁忌】孕妇慎用，脾胃虚寒者禁用。

【注意事项】

1．忌烟、酒及辛辣食物。

2．不宜在服药期间同时服用滋补性中药。

3．服药后大便次数增多且不成形者，应酌情减量。

4．严格按用法用量服用，该药品不宜长期服用。

【规格】

丸剂：（1）每丸重 6g，（2）每 40 丸重 3g，（3）每袋装 6g。

颗粒剂：每袋装 2g。

胶囊：（1）每粒装 0.3g，（2）每粒装 0.4g。

片剂：（1）糖衣片，片芯重 0.3g，（2）薄膜衣片，每片重 0.31g。

痰热清注射液

【处方】黄芩、熊胆粉、山羊角、金银花、连翘。

【功能与主治】清热，解毒，化痰。用于风温肺热病属痰热阻肺证者，症见发热、咳嗽、咯痰不爽、口渴、舌红、苔黄等。可用于急性支气管炎、急性肺炎（早期）出现的上述症状。

【用法与用量】静脉滴注。一次 20ml，加入 5% 葡萄糖注射液或生理盐水 500ml，注意控制滴数在 60 滴 /min 内，一日 1 次。

【禁忌】不得与含酸性成分的注射剂混合使用。

【注意事项】

1．使用前，在振摇时发现有漂浮物出现或产生浑浊，则不得使用。

2．使用本品时，注意观察不良反应。

3．尚未有老年人、儿童应用本品的临床研究资料。

【规格】 每支装 10ml。

【贮藏】 密封，避光保存。

【药理毒理】 痰热清注射液可抑制白血病细胞体外增殖并促进其凋亡，对 K562 和 Molt4 细胞增殖具有抑制作用，1：2 至 1：16 稀释浓度组的细胞毒性大，细胞基本死亡；抑制作用呈剂量和时间依赖性，IC50 分别为 1：333 和 1：142 稀释浓度。痰热清注射液 1：32 浓度组处理 72h 后，Molt4 细胞处于 S 期的数量明显减少（$P < 0.05$），凋亡细胞比例明显增加（$P < 0.05$）；同时，caspase-3 表达增量明显减少（$P < 0.05$），凋亡细胞比例明显增加（$P < 0.05$），bcl-2 表达明显减少（$P < 0.05$）[1]。

【临床报道】 痰热清注射液联合抗生素治疗急性白血病化疗后合并肺部感染，将患者 68 例（辨证为痰热壅肺）随机分为治疗组与对照组，均予常规抗感染、对症治疗。治疗组加用痰热清注射液静滴；比较两组患者临床疗效及血清 CRP、ESR 的变化。治疗组疗效优于对照组，同时治疗组 CRP 及 ESR 水平降低更明显[2]。

【参考文献】

[1] 杨波，卢学春，张峰，等．痰热清注射液抑制白血病细胞体外增殖及其作用机制 [J]．中西医结合学报，2011，9（4）：414-422.

[2] 余丹，程辉．痰热清注射液治疗急性白血病化疗后合并肺部感染临床观察 [J]．中国中医急症，2010，19（10）：1677-1678.

知柏地黄丸（颗粒、胶囊、片）

【处方】 知母、黄柏、熟地黄、山茱萸（制）、牡丹皮、山药、茯苓、泽泻。

【功能与主治】 滋阴降火。用于阴虚火旺，潮热盗汗，口干咽痛，耳鸣遗精，小便短赤。

【用法与用量】

丸剂：口服。规格（1）大蜜丸，一次1丸，一日2次；规格（2）、（6）浓缩丸，一次8丸，一日3次；规格（3）、（5）水蜜丸，一次6g，一日2次；规格（4）小蜜丸，一次9g，一日2次。

颗粒剂：口服。一次8g，一日2次。

胶囊：口服。一次6g，一日2次。

片剂：口服。一次6片，一日4次。

【注意事项】

1．孕妇慎服。

2．虚寒性病证患者不适用，其表现为怕冷，手足凉，喜热饮。

3．不宜和感冒类药同时服用。

4．该药品宜空腹或饭前服用开水或淡盐水送服。

5．按照用法用量服用，小儿应在医师指导下服用。

【规格】

丸剂：（1）每丸重9g，（2）每10丸重1.7g，（3）每袋装6g，（4）每袋装9g，（5）每瓶装60g，（6）每8丸相当于原生药3g。

颗粒剂：每袋装8g。

胶囊：每粒装0.4g。

片剂：每盒装12片。

【贮藏】 密封，置阴凉处。

人参养荣丸

【处方】人参、白术（土炒）、茯苓、炙甘草、当归、熟地黄、白芍（麸炒）、炙黄芪、陈皮、远志（制）、肉桂、五味子（酒蒸），辅料为赋形剂蜂蜜、生姜及大枣。

【功能与主治】温补气血。用于心脾不足，气血两亏，形瘦神疲，食少便溏，病后虚弱。

【用法与用量】口服。规格（1）水蜜丸，一次6g；规格（2）大蜜丸，一次1丸，一日1～2次。

【注意事项】

1. 忌不易消化食物。

2. 感冒发热患者不宜服用。

【规格】（1）水蜜丸，每袋装6g，（2）大蜜丸，每丸重9g。

【药理毒理】人参养荣丸是由人参、白术、茯苓、黄芪、当归、熟地等12味中药制成的经典复方制剂，具有补气生血、填精生髓的功效，可刺激IL-1及IL-6的分泌，促进骨髓细胞分化增殖，升高白细胞，改善机体的造血功能。IL-1可刺激骨髓多能干细胞增殖，作用于早期干细胞，还可刺激造血细胞及成纤维细胞产生CSF，并增加造血细胞CSF受体的数量，尚可协同IL-3、IL-6等因子刺激造血功能。本品对于调节骨髓造血功能，促进化疗导致的造血损伤的恢复，具有一定的临床依据[1]。

【临床报道】虚劳，气血亏虚证病人120例予人参养荣丸治疗，总有效率为93.27%，愈显率为38.65%[2]。

【参考文献】

[1] 王海燕，孙丰润，高美华，等.人参养荣片对化疗小鼠造

血功能的调节作用 [J]. 中国中医药科技, 1998, 5 (5): 292-293.

[2] 张丽萍, 陈眉, 魏辉, 等. 消疲灵颗粒治疗虚劳气血亏虚证 360 例疗效观察 [J]. 中国中医药科技, 2009, 16 (6): 482-483.

康艾注射液

【处方】 黄芪 300g、人参 100g、苦参素 10g, 制成 1000ml。

【功能与主治】 益气扶正, 增强机体免疫功能。用于原发性肝癌、肺癌、直肠癌、恶性淋巴瘤、妇科恶性肿瘤, 各种原因引起的白细胞低下及减少症, 慢性乙型肝炎的治疗。

【用法与用量】 缓慢静脉注射或滴注。 一日 1 ~ 2 次, 一日 40 ~ 60ml, 用 5% 葡萄糖或 0.9% 生理盐水 250 ~ 500ml 稀释后使用。30 天为一疗程或遵医嘱。

【禁忌】 急性心衰, 急性肺水肿, 对人参、黄芪过敏者禁用。禁止和含有藜芦的制剂配伍使用。

【注意事项】

1. 对过敏体质的患者, 用药应慎重, 并随时进行观察。

2. 临床使用应辨证用药, 严格按照药品说明书规定的功能主治使用。

3. 医护人员应严格按照说明书规定用法用量使用。

4. 掌握输液速度。滴速勿快, 老人、儿童以 20 ~ 40 滴 /min 为宜, 成年人以 40 ~ 60 滴 /min 为宜。

5. 加强用药监护。用药过程中, 应密切观察用药反应, 特别是开始 30min, 发现异常立即停药, 对患者采用积极救治措施。

【规格】 每支装 (1) 5ml, (2) 10ml, (3) 20ml。

【贮藏】密封，避光。

【药理毒理】康艾注射液能提高机体 LAK 细胞及辅助 T 细胞活性，抑制 T 细胞活性，从而提高机体免疫功能[1]。

【临床报道】康艾注射液联合化疗可以减轻急性白血病（AL）患者的消化道反应、骨髓抑制反应及降低感染的发生率。将 68 例初治 AL 患者分为康艾注射液加化疗（治疗组）34 例、单用化疗（对照组）34 例；52 例缓解后巩固治疗 AL 患者，分为康艾注射液加化疗（治疗组）26 例，单用化疗（对照组）26 例。初治 AL 患者 III－IV 度消化道反应发生率，治疗组为 55.9％（19 例），对照组 80.0％（27 例），差异有统计学意义（$P < 0.01$）。初治 AL 患者骨髓抑制发生率，治疗组 58.8％（20 例），对照组 88.2％（30 例）差异有统计学意义（$P < 0.05$）；巩固治疗 AL 患者骨髓抑制发生率，治疗组 7.7％（2 例），对照组为 38.4％（10 例），差异有统计学意义（$P < 0.01$）。巩固治疗病例感染发生率治疗组 42.3％，对照组 73.1％，两组差异有统计学意义[2]。

【参考文献】

[1] 许鸿雁. 康艾注射液与化疗联合对肺癌患者免疫功能的影响 [J]. 辽宁中医杂志，2006，33（10）：1308.

[2] 华建媛，贺文凤，张凌. 康艾注射液联合化疗治疗急性白血病 60 例 [J]. 肿瘤研究与临床，2008，20（12）：838-839.

艾迪注射液

【处方】斑蝥、人参、黄芪、刺五加。

【功能与主治】清热解毒，消瘀散结。用于原发性肝癌，肺癌，直肠癌，恶性淋巴瘤，妇科恶性肿瘤等。

【用法与用量】 静脉滴注。成人一次 50 ～ 100ml，加入 0.9% 氯化钠注射液或 5% ～ 10% 葡萄糖注射液 400 ～ 450ml 中，一日 1 次；与放、化疗合用时，疗程与放、化疗同步；手术前后使用本品 10天为一疗程；介入治疗 10 天为一疗程；单独使用 15 天为一周期，间隔 3 天，2 周期为一疗程；晚期恶病质患者，连用 30 天为一疗程，或视病情而定。

【禁忌】 孕妇及哺乳期妇女禁用。

【注意事项】

1. 首次用药应在医师指导下，给药速度开始 15 滴 /min，30min 后如无不良反应，给药速度控制在 50 滴 /min。

2. 如有不良反应发生应停药并做相应处理。再次应用时，艾迪注射液用量从 20 ～ 30ml 开始，加入 0.9% 氯化钠注射液或 5% ～ 10% 葡萄糖注射 400 ～ 450ml 中，同时可加入地塞米松注射液 5 ～ 10mg。

3. 因本品含有微量斑蝥素，外周静脉给药时注射部位静脉有一定刺激，可在静滴本品前后给予 2% 利多卡因 5ml 加入 0.9% 氯化钠注射液 100ml 中静滴。

【规格】 每支装 10ml。

【贮藏】 密封，避光，置阴凉处。

【药理毒理】 体外 MTT 法分析表明，注射用艾迪（冻干）对人肝癌 BEL7402、人宫颈癌 HeLa 细胞、人黑色素瘤 A375-S2 细胞、人胃癌 SGC-7901 和小鼠纤维肉瘤细胞均具有明显的细胞毒活性，抑制细胞生长呈时间和剂量依赖性[1]。

【临床报道】 艾迪注射液在血液系统恶性肿瘤的化疗中对骨髓有明显保护作用[2]。CAG 方案治疗老年急性髓细胞白血病，将

80 例患者随机分为观察组和对照组各 40 例。2 组均采用 CAG 方案，观察组同时加用艾迪注射液 50ml/d，静脉滴注（第 1 ～ 14 天）。完全缓解率观察组 75.00%，对照组 62.50%，2 组差异显著（$P < 0.05$）；总有效率观察组 85.00%，对照组 75.00%，2 组差异显著（$P < 0.05$）。1 年生存率观察组为 65.00%，对照组为 45.00%，2 组相比差异显著（$P < 0.05$）；3 年生存率观察组为 37.50%，对照组为 25.00%，2 组相比差异显著（$P < 0.05$）[3]。

艾迪注射液具有扶植肠道正常菌群生长的作用进行。将急性白血病患者随机分为艾迪注射液治疗组（试验组）及常规化疗组（对照组），观察其化疗前后肠道常驻菌（肠杆菌、肠球菌、双歧杆菌、乳酸杆菌）指标，骨髓象检查及化疗后毒副作用观察。各项指标同单纯化疗组相比差异均有显著性（$P < 0.05$ 或 $P < 0.01$）[4]。

【参考文献】

[1] 姜成，郑全英，肖何．注射用艾迪（冻干）抗肿瘤药效和安全性研究 [J].上海中医药杂志，2007，41（7）：78-79.

[2] 陈丽梅，李超民，关健虹，等．艾迪注射液与化疗联合应用治疗血液系统恶性肿瘤的临床疗效观察 [J].肿瘤防治杂志，2004，11（2）：175-176.

[3] 王凤清，刘艳春．艾迪注射液联合 CAG 方案治疗老年急性髓细胞白血病 40 例疗效观察 [J].西部中医药，2012，25（12）：85-87.

[4] 李丹红，杨景云，卢林，等．艾迪注射液对急性白血病患者化疗减毒增效作用及肠道菌群影响的研究 [J].中国微生态学杂志，2007，19（4）：345-346.

消癌平注射液

【处方】 通关藤。

【功能与主治】 清热解毒，化痰软坚。用于食道癌、胃癌、肺癌、肝癌，并可配合放疗、化疗的辅助治疗。

【用法与用量】 规格（1）肌内注射，一日 2～4ml，一日 1 次；或遵医嘱。规格（2）静脉注射，用 5% 或 10% 葡萄糖注射液稀释后滴注，一次 20～100ml，一日 1 次；或遵医嘱。

【禁忌】 尚不明确。

【注意事项】 个别患者在用药期间有低热，多汗，游走性肌肉、关节疼痛等不适，一般不须特殊处理。

【规格】 每支装（1）2ml，（2）20ml。

【贮藏】 密封，避光。

【药理毒理】 消癌平对人肝癌 Bel-7404 细胞有明显的抑制作用[1]，药物作用 7d 后，其 IC50 为 16～21mg/ml；在 45mg/ml 浓度时，对人肝癌 HepG2 细胞也产生明显的抑制作用，同时显著降低人肝癌 HepG2 细胞甲胎蛋白（AFP）的分泌。消癌平对 SGC-7901 胃癌细胞的抑制率与空白对照组差异明显[2]，其高浓度的抑制率与 HCPT（98%）相仿，药物作用 7d 后的 IC50 为 21mg/ml。表明其对 G1 期细胞有明显的阻断作用，使瘤体细胞主要停留在 G1 期细胞。经消癌平干预后，肿瘤细胞核浆比例缩小，呈现一种良好的分化趋势，说明消癌平能诱导癌细胞向正常细胞转换[3]。

【临床报道】 应用单纯中药制剂消癌平注射液治疗急性白血病 6 例，取得满意疗效。6 例中完全缓解 3 例，部分缓解 1 例，未缓解 2 例。达到 CR 时间最短者 25d，最长者 38d，平均 35d[4]。

【参考文献】

[1] 孙珏，沈建华，朱美华，等．"消癌平"对人肝癌细胞治疗作用的实验研究 [J]．上海中医药杂志，2000，34（7）：12-14.

[2] 李茂全，沈建华，胥彬，等．消癌平对 SGC-7901 胃癌细胞的作用及机制的实验研究 [J]．介入放射学杂志，2001，10（4）：228-231.

[3] 孙珏，沈建华，朱美华，等．消癌平对人胃癌细胞治疗作用的实验研究 [J]．上海中医药大学学报，2006，14（2）：41-43.

[4] 赵晓民，侯伟，闫金玉，等．消癌平注射液治疗急性白血病 6 例 [J]．中国中医急症，2007，16（1）：105.

（二）邪热炽盛证常用中成药品种

安宫牛黄丸

【处方】 牛黄、水牛角浓缩粉、麝香或人工麝香、珍珠、朱砂、雄黄、黄连、黄芩、栀子、郁金、冰片。

【功能与主治】 清热解毒，镇惊开窍。用于热病，邪入心包，高热惊厥，神昏谵语；中风昏迷及脑炎、脑膜炎、中毒性脑病、脑出血、败血症见上述证候者。

【用法与用量】 口服。规格（1）大蜜丸，一次 2 丸，3 岁以内一次 1/2 丸，4 ~ 6 岁一次 1 丸，一日 1 次；或遵医嘱。规格（2）大蜜丸，一次 1 丸，3 岁以内一次 1/4 丸，4 ~ 6 岁一次 1/2 丸，一日 1 次；或遵医嘱。

【禁忌】 尚未明确。

【注意事项】

1．本品为热闭神昏所设，寒闭神昏不得使用。

2．本品处方中含麝香，芳香走窜，有损胎气，孕妇慎用。

3．服药期间饮食宜清淡，忌食辛辣、油腻之品，以免助火生痰。

4．本品处方中含朱砂、雄黄，不宜过量久服，肝肾功能不全者慎用。

5．在治疗过程中如出现肢寒畏冷，面色苍白，冷汗不止，脉微欲绝，由闭证变为脱证时，应立即停药。

6．高热神昏，中风昏迷等口服本品困难者，当鼻饲给药。

7．孕妇及哺乳期妇女、儿童、老年人使用本品应遵医嘱。

8．过敏体质者慎用。

9．儿童必须在成人的监护下使用。

10．如正在服用其他药品，使用本品前请咨询医师。

11．服用前应除去蜡皮、塑料球壳及玻璃纸，本品不可整丸吞服。

【规格】 每丸重（1）1.5g，（2）3g。

【贮藏】 密封。

安脑丸（片）

【处方】 人工牛黄、猪胆粉、朱砂、冰片、水牛角浓缩粉、珍珠、黄芩、黄连、栀子、雄黄、郁金、石膏、煅赭石、珍珠母、薄荷脑。

【功能与主治】 清热解毒，醒脑安神，豁痰开窍，镇惊熄风。用于高热神昏、烦躁谵语、抽搐惊厥、中风窍闭，头痛眩晕；高血压、脑中风见上述证候者。

【用法与用量】

丸剂：口服。规格（1）大蜜丸，一次1～2丸；规格（2）小蜜丸，一次3～6g，一日2次；或遵医嘱，小儿酌减。

片剂：口服。一次4片，一日2～3次；或遵医嘱，小儿酌减。

【规格】

丸剂：（1）每丸重3g，（2）每11丸重3g。

片剂：薄膜衣片，每片重0.5g。

【贮藏】 密闭，防潮。

牛黄解毒丸（胶囊、软胶囊、片）

【处方】 人工牛黄、雄黄、石膏、大黄、黄芩、桔梗、冰片、甘草。

【功能与主治】 清热解毒。用于火热内盛，咽喉肿痛，牙龈肿痛，口舌生疮，目赤肿痛。

【用法与用量】

丸剂：口服。规格（1）大蜜丸，一次1丸；规格（2）水蜜丸，一次2g，一日2～3次；规格（3）水丸，一次2g，一日3次。

胶囊：口服。一次3粒，一日2～3次。

软胶囊：口服。一次4粒，一日2～3次。

片剂：口服。规格（1）一次3片，规格（2）一次2片，一日2～3次。

【禁忌】 孕妇忌服。

【注意事项】

1．忌食油腻、厚味。

2．方中含朱砂、雄黄，不宜过量久服，肝肾功能不全者慎用。

3．服用前应除去蜡皮、塑料球壳；本品可嚼服，也可分份吞服。

【规格】

丸剂：（1）每丸重3g，（2）每100丸重5g，（3）每袋装4g。

胶囊：每粒装0.3g。

软胶囊：每粒装0.4g。

片剂：每片重（1）0.25g，（2）0.3g。

【贮藏】密封。

清开灵注射液

【处方】胆酸、珍珠母（粉）、猪去氧胆酸、栀子、水牛角（粉）、板蓝根、黄芩苷、金银花。

【功能与主治】清热解毒，化痰通络，醒神开窍。用于热病，神昏，中风偏瘫，神志不清；急性肝炎、上呼吸道感染、肺炎、脑血栓形成、脑出血见上述证候者。

【用法与用量】

肌内注射。一日2～4ml。

重症患者静脉滴注。一日20～40ml，以10%葡萄糖注射液200ml或氯化钠注射液100ml稀释后使用。

【禁忌】尚不明确。

【注意事项】

1．有表证恶寒发热者、药物过敏史者慎用。

2．如出现过敏反应应及时停药并做脱敏处理。

3．本品如产生沉淀或浑浊时不得使用。如经 10% 葡萄糖或氯化钠注射液稀释后，出现浑浊亦不得使用。

4．药物配伍：到目前为止，已确认清开灵注射液不能与硫酸庆大霉素、青霉素 G 钾、肾上腺素、阿拉明、乳糖酸红霉素、多巴胺、山梗菜碱、硫酸美芬丁胺等药物配伍使用。

5．清开灵注射液稀释以后，必须在 4h 以内使用。

6．输液速度：注意滴速勿快，儿童以 20 ~ 40 滴 /min 为宜，成年人以 40 ~ 60 滴 /min 为宜。

7．除按"用法与用量"中说明使用以外，还可用 5% 葡萄糖注射液、氯化钠注射液按每 10ml 药液加入 100ml 溶液稀释后使用。

【规格】每支装（1）2ml，（2）10ml。

【贮藏】密闭。

【药理毒理】清开灵注射液有抗小鼠脑膜白血病的作用[1]。清开灵注射液及其有效成分可在体外诱导白血病细胞凋亡，可能是其治疗急性白血病的作用机理之一。采用体外培养技术、MTT 法、细胞形态学、DNA 凝胶电泳及流式细胞检测技术，对清开灵及其有效成分诱导的人急性早幼粒白血病（HL-60）细胞凋亡进行分析，清开灵及其有效成分黄芩苷、猪去氧胆酸对 HL-60 细胞均有很强的细胞毒作用，牛黄胆酸的作用次之；前三者在体外作用 6h 即可诱导细胞凋亡，流式细胞仪检测出现典型凋亡峰；牛黄胆酸无诱导 HL-60 细胞凋亡作用[2]。

【临床报道】老年白血病医院肺感染的病例 62 例，随机分为二组，对照组应用经验性抗生素治疗，并参照药敏结果调整抗生素，联合组同时加用清开灵注射液 30ml 用生理盐水 250ml 稀释后静滴 1 次 /d，疗程 7 ~ 10d 治疗，并给予适当支持治疗。联合组有效率 91.2%（31/34），对照组有效率 75.0%（21/28），二组比较差异有统计学意义（$P < 0.05$）。联合组退热天数为（5.86±0.73）d，对照组为（8.95±0.64）d，二组比较差异有统计学意义（$P < 0.05$）[3]。

【参考文献】

[1] 陈泽涛，顾振东，李芮，等 . 清开灵抗脑膜白血病的实验研究 [J]. 中国医药学报，1996，11（3）：51.

[2] 陈泽涛，董倩，张玲，等 . 清开灵注射液及其有效成分诱导人急性早幼粒白血病细胞凋亡的研究 [J]. 中国中西医结合杂志，2001，21（11）：840-842.

[3] 高彩凤，褚金龙，李伟，等 . 中西医结合治疗老年白血病医院肺感染的疗效观察 [J]. 中国煤炭工业医学杂志，2010，13（7）：1053-1054.

醒脑静注射液

【处方】 麝香、郁金、冰片、栀子。

【功能与主治】 清热泻火，凉血解毒，开窍醒脑。用于流行性乙型脑炎、肝昏迷，热入营血，内陷心包，高热烦躁，神昏谵语，舌绛脉数。

【用法与用量】

肌肉注射。一次 2 ~ 4ml，一日 1 ~ 2 次。

静脉滴注。一次 10 ~ 20ml，用 5% ~ 10% 葡萄糖注射液或氯化钠注射液 250 ~ 500ml 稀释后滴注；或遵医嘱。

【禁忌】 孕妇禁用。

【注意事项】

1. 对本品过敏者慎用。

2. 出现过敏症状时，应立即停药，必要时给予对症处理。

3. 运动员慎用。

【规格】 每支装（1）2ml，（2）5ml，（3）10ml。

【贮藏】 密封，避光保存。

（三）痰瘀互结证常用中成药品种

本证型中"消癌平注射液"的内容见本病"邪盛正虚证常用中成药品种"。

小金丸（胶囊、片）

【处方】 人工麝香、木鳖子（去壳、去油）、制草乌、枫香脂、乳香（制）、没药（制）、五灵脂（醋炒）、酒当归、地龙、香墨。

【功能与主治】 散结消肿，化瘀止痛。用于痰气凝滞所致的瘰疬、瘿瘤、乳岩、乳癖，症见肌肤或肌肤下肿块一处或数处，推之能动，或骨及骨关节肿大、皮色不变、肿硬作痛。

【用法与用量】

丸剂：打碎后口服。规格（1）、（2）、（3）一次1.2～3g，一日2次；小儿酌减。

胶囊：口服。规格（1）一次4～10粒，规格（2）一次3～7粒，一日2次；小儿酌减。

片剂：口服。一次2～3片，一日2次；小儿酌减。

【禁忌】 孕妇禁用。

【注意事项】 本品含制草乌，不宜过量久服。

【规格】

丸剂：（1）每 10 丸重 6g，（2）每 100 丸重 3g，（3）每 100 丸重 6g。

胶囊：每粒装（1）0.3g，（2）0.35g。

片剂：每片重 0.36g。

【贮藏】密封。

内消瘰疬丸

【处方】夏枯草、玄参、大青盐、海藻、浙贝母、薄荷、天花粉、蛤壳（煅）、白蔹、连翘、大黄（熟）、甘草、地黄、桔梗、枳壳、当归、玄明粉。

【功能与主治】软坚散结。用于瘰疬痰核或肿或痛。

【用法与用量】口服。规格（1）浓缩丸，一次 8 丸，一日 3 次；规格（2）、（3）水丸，一次 9g（1 瓶），一日 1 ~ 2 次。

【禁忌】孕妇慎用。

【注意事项】大便稀溏者慎用。

【规格】（1）每 10 丸重 1.85g，（2）每 100 粒重 6g，（3）每瓶装 9g。

鳖甲煎丸

【处方】鳖甲胶、阿胶、蜂房（炒）、鼠妇虫、土鳖虫（炒）、蜣螂、硝石（精制）、柴胡、黄芩、半夏（制）、党参、干姜、厚朴（姜制）、桂枝、白芍（炒）、射干、桃仁、牡丹皮、大黄、凌霄花、葶苈子、石韦、瞿麦。

【功能与主治】活血化瘀，软坚散结。用于胁下癥块。

【用法与用量】口服。一次 3g，一日 2～3 次。

【禁忌】孕妇禁用。

【注意事项】尚不明确。

【规格】每瓶装 50g。

【贮藏】密闭，贮藏于干燥处。

【药理毒理】建立荷瘤小鼠动物模型，并对其进行体内中药干预，观察荷瘤小鼠瘤块微血管计数、血管内皮生长因子、增殖细胞核抗原表达情况，来说明鳖甲煎丸对肿瘤血管的影响。鳖甲煎丸可以显著降低荷瘤小鼠肿瘤的微血管计数，说明鳖甲煎丸可通过抑制荷瘤小鼠肿瘤的血管生成来达到抑瘤作用。鳖甲煎丸抑制肿瘤血管生成可能是通过抑制肿瘤 VEGF 来实现的[1]。

【参考文献】

[1] 陈达理，张绪慧 . 鳖甲煎丸抗肿瘤血管生成的实验研究 [J]. 浙江中医杂志，2004，12：535-537.

牛黄醒消丸

【处方】牛黄、麝香、乳香（制）、没药（制）、雄黄。

【功能与主治】清热解毒，消肿止痛。用于痈疽发背，瘰疬流注，乳痈乳岩，无名肿毒。

【用法与用量】用温黄酒或温开水送服。一次 3g，一日 1～2 次；患在上部，临睡前服；患在下部，空腹时服。

【禁忌】孕妇忌服。

【注意事项】

1. 胃弱、体虚者慎用。

2. 运动员慎用或在医师指导下使用。

3．含有雄黄，不宜长期使用。

4．疮疡阴证临床表现为疮疡皮色不变、漫肿、流脓清稀、久不愈合者慎用。

5．颈部淋巴结结核患者不宜单独使用，建议与抗结核药联合使用。

6．乳腺炎患者应暂停哺乳，可用吸奶器吸出乳汁，保持乳头清洁。

7．重症患者应采取中西医结合综合治疗。

8．儿童、年老体弱者应在医师指导下服用。

9．服用牛黄醒消丸症状加重，或出现其他严重症状时，应停药并及时去医院诊治。

【规格】每瓶装 3g，每盒装 8 瓶。

【贮藏】密闭，防潮。

点舌丸（梅花点舌丹）

【处方】白梅花、蟾酥、乳香、没药、血竭、冰片、朱砂、雄黄、石决明、硼砂、沉香、葶苈子、牛黄、熊胆、麝香、珍珠。

【功能与主治】清热解毒，消肿止痛。用于火毒内盛所致的疔疮痈肿初起、咽喉牙龈肿痛、口舌生疮。

【用法与用量】口服。一次 2 丸，一日 3 次；小儿酌减。先饮水一口，将药放在舌上。以口麻为度，用温黄酒或温开水送下。外用，用醋化开，敷于患处。

【禁忌】忌辛辣、油腻食物，孕妇忌服。

【规格】每 10 丸重 1.25g。

血府逐瘀丸（口服液、胶囊）

【处方】柴胡、当归、地黄、赤芍、红花、炒桃仁、麸炒枳壳、甘草、川芎、牛膝、桔梗。

【功能与主治】活血祛瘀，行气止痛。用于气滞血瘀所致的胸痹，头痛日久，痛如针刺而有定处，内热烦闷，心悸失眠，急躁易怒。

【用法与用量】

丸剂：空腹，用红糖水送服。规格（1）大蜜丸，一次1～2丸；规格（2）水蜜丸，一次6～12g；规格（3）水丸，一次1～2袋；规格（4）小蜜丸，一次45～90丸，一日2次。

口服液：口服。一次10ml，一日3次；或遵医嘱。

胶囊：口服。一次6粒，一日2次，1个月为一疗程。

【禁忌】忌食辛辣、生冷。孕妇忌服。

【规格】

丸剂：（1）每丸重9g，（2）每60粒重6g，（3）每67丸约重1g，（4）每100丸重20g。

口服液：每支装10ml。

胶囊：每粒装0.4g。

【药理毒理】血府逐瘀汤含药血清在体外能显著抑制CML原代细胞和K562白血病细胞表达VEGF，该方有参与抑制CML异常血管形成的作用。采用酶联免疫吸附法（ELISA）检测20例初治CML患者、20例正常人骨髓细胞以及人慢性粒红白血病急性变K562细胞上清液的VEGF含量，并测定CML原代细胞和K562细胞加入不同浓度血府逐瘀汤含药血清共同培养后上清液的VEGF含量。结果显示，CML 原代细胞上清液 VEGF 浓度为（389.27±65.77）pg/ml，K562 细胞 VEGF 浓度为（461.24±137.57）pg/ml，均比正常人（125.45±28.24）pg/ml 显著增高（$P < 0.05$），加入不同浓度的含药血清，在中、高浓度范围，CML 原代细胞、K562 细胞 VEGF 表达均明显下降，分别为（152.43±26.29）pg/ml、（80.31±19.73）pg/ml 和（188.86±32.77）pg/ml、（114.81±14.16）pg/ml（$P < 0.05$）[1]。

【参考文献】

[1] 张还珠，邝枣园，谭获，等. 血府逐瘀汤影响慢性粒细胞白血病 VEGF 表达的体外研究 [J]. 实用中西医结合临床，2007，7（4）：1-2.

消癌平片（滴丸、胶囊）

【处方】乌骨藤。

【功能与主治】抗癌，消炎，平喘。用于食道癌、胃癌、肺癌，对大肠癌、宫颈癌、白血病等多种恶性肿瘤亦有一定疗效，亦可配合放疗、化疗及手术后治疗。并用于治疗慢性气管炎和支气管哮喘。

【用法与用量】

片剂：口服。一次 8～10 片，一日 3 次。

丸剂：口服。一次 8～10 丸，一日 3 次。

胶囊：口服。一次 8～10 粒，一日 3 次。

【禁忌】孕妇忌服。

【注意事项】消癌平滴丸服药期间如需与其他药物同时服用，最好间隔半个或者一个小时。用药期间请不要食用辛辣刺激，油腻的食物，不可抽烟喝酒。坚持用药，按照疗程用药，切忌见好就收，应随时与药师联系，进行相关咨询，以便更好地治疗肿瘤。癌灶未转移的情况下应强调专癌专药，注意针对具体的癌灶选择相应的药物治疗。

【不良反应】个别病例使用乌骨藤制剂后可出现食欲减退、白细胞下降、转氨酶升高、发热、关节疼痛、药物疹等，一般不须特殊处理。

【规格】

片剂：每片重 0.32g。

丸剂：每丸重 0.3g。

胶囊：每粒装 0.22g。

【贮藏】密封。

（四）脾胃不和证常用中成药品种

益中生血胶囊

【处方】党参、山药、薏苡仁（炒）、陈皮、法半夏、草豆蔻、大枣、绿矾、甘草。

【功能与主治】健脾和胃，益气生血。用于脾胃虚弱，气血两虚所致的面色萎黄，头晕，纳差，心悸气短，食后腹胀，神疲倦怠，失眠健忘，大便溏泻，舌淡或有齿痕，脉细弱等；缺铁性贫血见上述证候者。

【用法与用量】口服。一次3粒，一日3次，饭后服用。

【注意事项】

1．溃疡病、消化道出血性疾病患者遵医嘱用药。

2．孕妇慎用。

3．禁止与茶及含鞣质的药物合用。

4．个别患者服药后出现恶心、胃脘部烧灼感、大便次数增多、肠鸣、轻度腹痛、口干多饮，继续用药后上述症状如不消失，可调整用药量为一次 4 ~ 5 片。

【规格】每粒装 0.12g，每盒装 24 粒。

【贮藏】密封。

复方阿胶浆

【处方】阿胶、红参、熟地黄、党参、山楂。

【功能与主治】补气养血。用于气血两虚，头晕目眩，心悸失眠，食欲不振，白细胞减少症及贫血。

【用法与用量】口服。一次 20ml，一日 3 次。

【注意事项】

1．服用本品不宜同时服用藜芦、五灵脂、皂荚或其制剂；不宜喝茶和吃萝卜，以免影响药效。

2．凡脾胃虚弱，呕吐泄泻，腹胀便溏，咳嗽痰多者慎用。

3．感冒患者不宜服用。

4．本品宜饭前服用。

5．按照用法用量服用，小儿、孕妇、高血压或糖尿病患者应在医师指导下服用。

6．服药 2 周或服药期间症状无改善，或症状加重，或出现新的严重症状，应立即停药并去医院就诊。

7．对本品过敏者禁用，过敏体质者慎用。

8．本品性状发生改变时禁止使用。

9．儿童必须在成人监护下使用。

10. 请将本品放在儿童不能接触的地方。

11. 如正在使用其他药品，使用本品前请咨询医师或药师。

【规格】（1）每瓶装 20ml、200ml、250ml，（2）每支装 20ml，每盒装 6 支。

【贮藏】密封，置阴凉处。

康莱特注射液

【处方】注射用薏苡仁油。

【功能与主治】益气养阴，消癥散结。适用于不宜手术的气阴两虚、脾虚湿困型原发性非小细胞肺癌及原发性肝癌。配合放、化疗有一定的增效作用。对中晚期肿瘤患者具有一定的抗恶病质和止痛作用。

【用法与用量】缓慢静脉滴注。一次 200ml，一日 1 次，21 天为一疗程，间隔 3～5 天后可进行下一疗程。联合放、化疗时，可酌减剂量。首次使用，滴注速度应缓慢，开始 10min 滴速应为 20 滴/min，20min 后可持续增加，30min 后可控制在 40～60 滴/min。

【禁忌】在脂肪代谢严重失调时（急性休克、急性胰腺炎、病理性高脂血症、脂性肾病变等）禁用。肝功能严重异常者慎用。孕妇禁用。

【注意事项】

1. 如偶有患者出现严重脂过敏现象可对症处理，并酌情停止使用。

2. 该品不宜加入其他药物混合使用。

3. 静脉滴注时应小心，防止渗漏血管外而引起刺激疼痛；冬季可用 30℃ 温水预热，以免除物理性刺激。

4．使用该品应采用一次性输液器（带终端滤器）。

5．如发现该品出现油、水分层（乳析）现象，严禁静脉使用。

6．如有轻度静脉炎出现，可在注射该品前和后输注适量（50～100ml）0.9% 氯化钠注射液或 5% 葡萄糖注射液。

【规格】100ml：10g。

【贮藏】密闭，遮光，置阴凉处（不超过20℃），防止冻结或受热。

【药理毒理】康莱特注射液能明显逆转多药耐药人白血病细胞株的耐药性，并能诱导其凋亡，KLT 的化学增敏作用机制可能与 P-gp 蛋白表达无关。MTT 法检测耐药细胞对 KLT 及多种化疗药物的敏感性，观察 KLT 对紫杉醇（泰素）、泰索帝、乐沙定的化学增敏作用，运用流式细胞仪检测 KLT 作用过程中细胞的凋亡及 P-gp 蛋白表达情况。结果显示人白血病耐药细胞对康莱特有轻度抗性，KLT 能明显增强多药耐药细胞对化疗药物的敏感性，其逆转作用呈剂量依赖关系。能诱导人白血病细胞凋亡，但不能降低耐药细胞 P-gp 蛋白表达[1]。

【临床报道】康莱特注射液联合小剂量化疗确实可提高疗效。采用康莱特注射液合并小剂量化疗作为治疗组及单用小剂量化疗作为对照组对 AML 进行治疗观察，治疗组有效率为 95.8%，对照组有效率为 75%，两组总有效率比较差异有显著性[2]。

【参考文献】

[1] 董庆华，郑树，吕庆华．康莱特注射液对多药耐药人白血病细胞株作用的实验研究 [J]．实用肿瘤杂志，2002，17（1）：24-26.

[2] 高炳华，陈金华，张艳超，等．康莱特注射液联合小剂量

化疗治疗急性非淋巴细胞白血病24例 [J].中国中西医结合杂志，2002，22（6）：462-463.

参麦注射液

【处方】红参、麦冬。

【功能与主治】益气固脱，养阴生津，生脉。用于治疗气阴两虚型之休克、冠心病、病毒性心肌炎、慢性肺心病、粒细胞减少症。能提高肿瘤患者的免疫机能，与化疗药物合用时，有一定的增效作用，并能减少化疗药物所引起的毒副反应。

【用法与用量】

肌内注射。一次2～4ml，一日1次。

静脉滴注。一次20～100ml（用5％葡萄糖注射液250～500ml稀释后应用）或遵医嘱，规格（3）、（4）也可直接滴注。

【禁忌】

1．对本品有过敏反应或严重不良反应病史者禁用。

2．严重过敏体质者禁用。

3．新生儿，婴幼儿禁用。

【注意事项】

1．严格掌握功能主治，辨证用药。

2．本品不能与中药藜芦、五灵脂及其制剂同时使用。

3．用药前应仔细询问患者用药史、过敏史。

4．对老人、儿童、孕妇、肝肾功能异常患者等特殊人群和初次使用本品的患者应慎重使用，加强监测。对长期使用本品的，在每一疗程间要有一定的时间间隔。

5．使用前应对光检查，如发现溶液有浑浊、沉淀、变色、异物或瓶身细微破裂漏气者，均不可使用。如经 5% 葡萄糖注射液稀释后出现浑浊，亦不得使用。

6．严格按照说明书推荐剂量、疗程及调配要求用药，给药速度不宜过快。一般不宜使用静脉推注的方法给药。

7．本品用稀释剂配制后应立即使用。

8．本品禁止与其他药物在同一容器内混合使用。如确需联合使用其他药物时，应间隔一定时间或在两种药物之间输入适当液体为宜。

9．加强用药监护（特别是开始 30min），密切观察用药反应，发现异常，立即停药，必要时采取积极救治措施。

【规格】（1）每支装 10ml，（2）每支装 20ml，（3）每瓶装 50ml，（4）每瓶装 100ml。

【贮藏】密封，遮光。

【药理毒理】参麦联合化疗可以改善白血病化疗患者 Th1 和 Th2 细胞因子失衡状况，提高机体免疫力[1]。将 20 例 AL 患者按入院先后顺序随机分为参麦联合化疗组（试验组）和单纯化疗组（对照组），分别于化疗前、化疗第 1 个疗程结束后 1 周采集外周血，分离血清。采用 ELISA 检测白介素 -2（IL-2），肿瘤坏死因子（INF-y）、白介素 -4（IL-4）、白介素 -10（IL-10）含量。2 组患者经化疗后，外周血中 IL-2、IFN-y 含量较治疗前均显著增加（$P < 0.01$），IL-4、IL-10 含量显著下降（$P < 0.01$）。化疗后，试验组与对照组比较，IL-2、IFN-y 含量显著增加（$P < 0.05$），IL-4、IL-10 含量显著下降（$P < 0.05$ 或 < 0.01）[2]。

【临床报道】参麦注射液能减轻白血病蒽环类药物的化疗毒性。将白血病化疗患者 46 例随机分为 2 组。参麦组 30 例静滴参麦注射液治疗，对照组 16 例以格拉诺赛特、枢复宁等治疗。结果2 组化疗后所致白细胞减少相近，参麦组对化疗引起的消化道反应及心肌酶谱变化的影响均低于对照组。参麦注射液可以明显减轻白血病化疗的毒副作用，有效保护骨髓造血功能。观察急性髓系白血病患者应用参麦注射液配合化疗的临床疗效，分为化疗加参麦注射液组（治疗组）和单纯化疗组（对服组），观察疗效、骨髓抑制情况、细胞免疫功能的变化。结果显示治疗组在化疗后多方面优于对照组[3-5]。

【参考文献】

[1] 孙少勤，李刚，吴娜，等．参麦注射液对 AL 化疗患者 Th1/Th2 细胞因子水平的影响 [J]．河北医药，2011，33（9）：1288-1289．

[2] 黎劲，张冷垦，叶红，等．参麦注射液在急性白血病化疗时应用的临床观察 [J]．华西药学杂志，1999，14（4）：285．

[3] 江劲波，何俊辉，吴华堂，等．参麦注射液对白血病蒽环类药物化疗减毒作用的临床观察 [J]．新中医，2000，32（5）：19-20．

[4] 李非，伍世礼，孔床芬．参麦注射液在急性白血病化疗时的应用 [J]．江西医学院学报，2002，42（1）：48．

[5] 鹿英杰．参麦注射液配合化疗治疗急性髓系白血病疗效观察 [J]．辽宁中医杂志，2007，34（9）：1278-1279．

（五）肝郁脾虚证常用中成药品种

逍遥丸（颗粒）

【处方】柴胡、当归、白芍、炒白术、茯苓、炙甘草、薄荷、生姜。

【功能与主治】 疏肝健脾，养血调经。用于肝郁脾虚所致的郁闷不舒，胸胁胀痛，头晕目眩，食欲减退，月经不调。

【用法与用量】

丸剂：口服。规格（1）大蜜丸，一次1丸，一日2次；规格（2）、（3）水丸，一次6～9g，一日1～2次；规格（4）浓缩丸，一次8丸，一日3次。

颗粒剂：开水冲服。规格（1）、（2）、（3）、（4）一次1袋，一日2次。

【禁忌】 尚不明确。

【注意事项】

1．忌情绪激动或生闷气。

2．忌生冷及油腻难消化的食物。

【规格】

丸剂：（1）每丸重9g，（2）每袋装6g，（3）每袋装9g，（4）每8丸相当于原生药3g。

颗粒剂：（1）每袋装4g，（2）每袋装5g，（3）每袋装6g，（4）每袋装15g。

【贮藏】 密封。

夏枯草膏（颗粒、胶囊、片、口服液）

【处方】 夏枯草。

【功能与主治】 清火，散结，消肿。用于火热内蕴所致的头痛，眩晕，瘰疬，瘿瘤，乳痈肿痛；甲状腺肿大，淋巴结核，乳腺增生病见上述证候者。

【用法与用量】

膏剂：口服。一次9g，一日2次。

颗粒剂：口服。一次1袋，一日2次。

胶囊：口服。一次2粒，一日2次。

片剂：口服。一次6粒，一日2次。

口服液：口服。一次10ml，一日2次。

【禁忌】 本品为苦寒泻火之剂，气血亏虚所致的眩晕头痛忌用。

【注意事项】

1．孕妇慎用。

2．服药期间饮食宜进清淡易消化之品，忌食辛辣、油腻。

【规格】

膏剂：每瓶装100g。

颗粒剂：每袋装3g。

胶囊：每粒装0.35g。

片剂：每片重0.51g。

口服液：每支装10ml。

【贮藏】 密封。

香砂六君丸

【处方】 木香、砂仁、党参、白术（炒）、茯苓、炙甘草、陈皮、半夏（制）、生姜、大枣。

【功能与主治】 益气健脾，和胃。用于脾虚气滞，消化不良，嗳气食少，脘腹胀满，大便溏泄。

【用法与用量】 口服。规格（1）浓缩丸，一次12丸，一日3

次；规格（2）、（3）、（4）水丸，一次6～9g，一日2～3次。

【禁忌】孕妇忌服。

【注意事项】

1．忌食生冷、油腻、不易消化食物。

2．不适用于口干，舌少津，大便干者。

3．不适用于急性胃肠炎，主要表现为恶心，呕吐，大便水泻频频，脘腹作痛。

4．小儿用法用量，请咨询医师或药师。

【规格】（1）每8丸相当于原生药3g，（2）每袋装6g，（3）每袋装9g，（4）每100粒重6g。

【贮藏】密闭，防潮。

附二

治疗急性白血病的常用中成药简表

证型	药物名称	功　能	主治病证	用法用量	备注
邪盛正虚证	大黄䗪虫丸（胶囊）	活血破瘀，通经消癥。	用于瘀血内停所致的癥瘕、闭经，症见腹部肿块、肌肤甲错、面色黯黑、潮热羸瘦、经闭不行。	丸剂：口服。大蜜丸，一次3～6g，一日1～2次。胶囊：口服。一次4粒，一日2次。	丸剂：药典，医保胶囊：医保
	新癀片	清热解毒，活血化瘀，消肿止痛。	用于热毒瘀血所致的咽喉肿痛、牙痛、痹痛、胁痛、黄疸、无名肿毒等症。	口服。一次2～4片，一日3次；小儿酌减。外用。用冷开水调化，敷患处。	医保

证型	药物名称	功 能	主治病证	用法用量	备注
邪盛正虚证	复方黄黛片	清热解毒,益气生血。	主要用于急性早幼粒细胞白血病,或伍用化疗药物治疗其他的白血病及真性红细胞增多症。	口服。一次5~10片,一日3次。	
	连翘败毒丸(膏、片)	清热解毒,消肿止痛。	用于疮疖溃烂,灼热发烧,流脓流水,丹毒疱疹,疥癣痛痒。	丸剂:口服。一次9g,一日1次。煎膏剂:口服。一次15g,一日2次。片剂:口服。一次4片,一日2次。	丸剂、膏剂、片剂:药典,基药,医保
	连翘败毒丸	清热解毒,散风消肿。	用于脏腑积热,风热湿毒引起的疮疡初起,红肿疼痛,憎寒发热,风湿疙瘩,遍身刺痒,大便秘结。	口服。一次6g,一日2次。	基药,医保
	黄连上清丸(颗粒、胶囊、片)	散风清热,泻火止痛。	用于风热上攻、肺胃热盛所致的头晕目眩,暴发火眼,牙齿疼痛,口舌生疮,咽喉肿痛,耳痛耳鸣,大便秘结,小便短赤。	丸剂:口服。规格(1)大蜜丸,一次1~2丸;规格(2)水蜜丸,一次3~6g;规格(3)水丸,一次3~6g,一日2次。颗粒剂:口服。一次2g,一日2次。胶囊:口服。规格(1)一次4粒;规格(2)一次2粒,一日2次。片剂:口服。规格(1)、(2)一次6片,一日2次。	丸剂、颗粒、胶囊、片剂:医保
	痰热清注射液	清热,解毒,化痰。	用于风温肺热病属痰热阻肺证,症见发热、咳嗽、咯痰不爽、口渴、舌红、苔黄等。可用于急性支气管炎、急性肺炎(早期)出现的上述症状。	静脉滴注。一次20ml,加入5%葡萄糖注射液或生理盐水500ml,注意控制滴数在60滴/min内,一日1次。	医保

证型	药物名称	功能	主治病证	用法用量	备注
邪盛正虚证	知柏地黄丸（颗粒、胶囊、片）	滋阴降火。	用于阴虚火旺，潮热盗汗，口干咽痛，耳鸣遗精，小便短赤。	丸剂：口服。规格（1）大蜜丸，一次1丸，一日2次；规格（2）、（6）浓缩丸，一次8丸，一日3次；规格（3）、（5）水蜜丸，一次6g，一日2次；规格（4）小蜜丸，一次9g，一日2次。颗粒剂：口服。一次8g，一日2次。胶囊：口服。一次6g，一日2次。片剂：口服。一次6片，一日4次。	丸剂：医保，基药颗粒剂：医保胶囊：医保片剂：医保
	人参养荣丸	温补气血。	用于心脾不足，气血两亏，形瘦神疲，食少便溏，病后虚弱。	口服。规格（1）水蜜丸，一次6g；规格（2）大蜜丸，一次1丸，一日1～2次。	药典，医保
	康艾注射液	益气扶正，增强机体免疫功能。	用于原发性肝癌、肺癌、直肠癌、恶性淋巴瘤、妇科恶性肿瘤，各种原因引起的白细胞低下及减少症，慢性乙型肝炎的治疗。	缓慢静脉注射或滴注。一日1～2次，一次40～60ml，用5%葡萄糖或0.9%生理盐水250～500ml稀释后使用。30天为一疗程或遵医嘱。	医保
	艾迪注射液	清热解毒，消瘀散结。	用于原发性肝癌，肺癌，直肠癌，恶性淋巴瘤，妇科恶性肿瘤等。	静脉滴注。成人一次50～100ml，加入0.9%氯化钠注射液或5%～10%葡萄糖注射液400～450ml中，一日1次；与放、化疗合用时，疗程与放、化疗同步；手术前后使用本品10天为一疗程；介入治疗10天为一疗程；单独使用15天为一周期，间隔3天，2周期为一疗程；晚期恶病质患者，连用30天为一疗程，或视病情而定。	医保

证型	药物名称	功　能	主治病证	用法用量	备注
邪盛正虚证	消癌平注射液	清热解毒，化痰软坚。	用于食道癌、胃癌、肺癌、肝癌，并可配合放疗、化疗的辅助治疗。	规格（1）肌内注射，一次2～4ml，一日1次；或遵医嘱。规格（2）静脉滴注，用5%或10%葡萄糖注射液稀释后滴注，一次20～100ml，一日1次；或遵医嘱。	医保
邪热炽盛证	安宫牛黄丸	清热解毒，镇惊开窍。	用于热病，邪入心包，高热惊厥，神昏谵语；中风昏迷及脑炎、脑膜炎、中毒性脑病、脑出血、败血症见上述证候者。	口服。规格（1）大蜜丸，一次2丸，3岁以内一次1/2丸，4～6岁一次1丸，一日1次；规格（2）大蜜丸，一次1丸，3岁以内一次1/4丸，4～6岁一次1/2丸，一日1次；或遵医嘱。	药典，基药，医保
	安脑丸（片）	清热解毒，醒脑安神，豁痰开窍，镇惊熄风。	用于高热神昏，烦躁谵语、抽搐惊厥、中风窍闭，头痛眩晕；高血压、脑中风见上述证候者。	丸剂：口服。规格（1）大蜜丸，一次1～2丸；规格（2）小蜜丸，一次3～6g，一日2次；或遵医嘱，小儿酌减。片剂：口服。一次4片，一日2～3次；或遵医嘱，小儿酌减。	丸剂、片剂：药典，基药，医保
	牛黄解毒丸（胶囊、软胶囊、片）	清热解毒。	用于火热内盛，咽喉肿痛，牙龈肿痛，口舌生疮，目赤肿痛。	丸剂：口服。规格（1）大蜜丸，一次1丸；规格（2）水蜜丸，一次2g，一日2～3次；规格（3）一次2g，一日3次。胶囊：口服。一次3粒，一日2～3次。软胶囊：口服。一次4粒，一日2～3次。片剂：口服。规格（1）一次3片；规格（2）一次2片，一日2～3次。	丸剂、片剂：药典，基药，医保；胶囊、软胶囊：基药，医保
	清开灵注射液	清热解毒，化痰通络，醒神开窍。	用于热病，神昏，中风偏瘫，神志不清；急性肝炎、上呼吸道感染、肺炎、脑血栓形成、脑出血见上述证候者。	肌内注射。一日2～4ml。重症患者静脉滴注。一日20～40ml，以10%葡萄糖注射液200ml或氯化钠注射液100ml稀释后使用。	药典，基药，医保

证型	药物名称	功 能	主治病证	用法用量	备注
邪热炽盛证	醒脑静注射液	清热泻火，凉血解毒，开窍醒脑。	用于流行性乙型脑炎、肝昏迷，热入营血，内陷心包，高热烦躁，神昏谵语，舌绛脉数。	肌肉注射。一次2～4ml，一日1～2次。静脉滴注。一次10～20ml，用5%～10%葡萄糖注射液或氯化钠注射液250～500ml稀释后滴注；或遵医嘱。	医保
痰瘀互结证	小金丸（胶囊、片）	散结消肿，化瘀止痛。	用于痰气凝滞所致的瘰疬、瘿瘤、乳岩、乳癖，症见肌肤或肌肤下肿块一处或数处，推之能动，或骨及骨关节肿大、皮色不变、肿硬作痛。	丸剂：打碎后口服。规格（1）、（2）、（3）一次1.2～3g，一日2次；小儿酌减。胶囊：口服。规格（1）一次4～10粒；规格（2）一次3～7粒，一日2次；小儿酌减。片剂：口服。一次2～3片，一日2次；小儿酌减。	丸剂：药典，基药，医保 胶囊、片剂：基药，医保
	内消瘰疬丸	软坚散结。	用于瘰疬痰核或肿或痛。	口服。规格（1）浓缩丸，一次8丸，一日3次；规格（2）、（3）水丸，一次9g（1瓶），一日1～2次。	基药
	鳖甲煎丸	活血化瘀，软坚散结。	用于胁下癥块。	口服。一次3g，一日2～3次。	医保
	牛黄醒消丸	清热解毒，消肿止痛。	用于痈疽发背，瘰疬流注，乳岩乳癖，无名肿毒。	用温黄酒或温开水送服。一次3g，一日1～2次；患在上部，临睡前服；患在下部，空腹时服。	医保
	点舌丸（梅花点舌丹）	清热解毒，消肿止痛。	用于火毒内盛所致的疔疮痈肿初起、咽喉牙龈肿痛、口舌生疮。	口服。一次2丸，一日3次；小儿酌减。先饮水一口，将药放在舌上。以口麻为度，用温黄酒或温开水送下。外用，用醋化开，敷于患处。	药典，医保

证型	药物名称	功能	主治病证	用法用量	备注
痰瘀互结证	血府逐瘀丸（口服液、胶囊）	活血祛瘀，行气止痛。	用于气滞血瘀所致的胸痹，头痛日久，痛如针刺而有定处，内热烦闷，心悸失眠，急躁易怒。	丸剂：空腹，用红糖水送服。规格（1）大蜜丸，一次1~2丸；规格（2）水蜜丸，一次6~12g；规格（3）水丸，一次1~2袋；规格（4）小蜜丸，一次45~90丸，一日2次。口服液：口服。一次10ml，一日3次；或遵医嘱。胶囊：口服。一次6粒，一日2次，1个月为一疗程。	丸剂、胶囊：基药，医保口服液：基药，
	消癌平片（滴丸、胶囊）	抗癌，消炎，平喘。	用于食道癌、胃癌、肺癌，对大肠癌、宫颈癌、白血病等多种恶性肿瘤亦有一定疗效。亦可配合放疗、化疗及手术后治疗。并用于治疗慢性气管炎和支气管哮喘。	片剂：口服。一次8~10片，一日3次。丸剂：口服。一次8~10丸，一日3次。胶囊：口服。一次8~10粒，一日3次。	医保
	消癌平注射液	见47页	同前	同前	同前
脾胃不和证	益中生血胶囊	健脾和胃，益气生血。	用于脾胃虚弱，气血两虚所致的面色萎黄，头晕，纳差，心悸气短，食后腹胀，神疲倦怠，失眠健忘，大便溏泻，舌淡或有齿痕，脉细弱等；缺铁性贫血见上述证候者。	口服。一次3粒，一日3次，饭后服用。	
	复方阿胶浆	补气养血。	用于气血两虚，头晕目眩，心悸失眠，食欲不振，白细胞减少症及贫血。	口服。一次20ml，一日3次。	医保

证型	药物名称	功能	主治病证	用法用量	备注
脾胃不和证	康莱特注射液	益气养阴，消癥散结。	适用于不宜手术的气阴两虚、脾虚湿困型原发性非小细胞肺癌及原发性肝癌。配合放、化疗有一定的增效作用。对中晚期肿瘤患者具有一定的抗恶病质和止痛作用。	缓慢静脉滴注。一次200ml，一日1次，21天为一疗程，间隔3～5天后可进行下一疗程。联合放、化疗时，可酌减剂量。首次使用，滴注速度应缓慢，开始10min滴速应为20滴/min，20min后可持续增加，30min后可控制在40～60滴/min。	医保
	参麦注射液	益气固脱，养阴生津，生脉。	用于治疗气阴两虚型之休克、冠心病、病毒性心肌炎、慢性肺心病、粒细胞减少症。能提高肿瘤患者的免疫机能，与化疗药物合用时，有一定的增效作用、并能减少化疗药物所引起的毒副反应。	肌内注射。一次2～4ml，一日1次。静脉滴注。一次20～100ml（用5%葡萄糖注射液250～500ml稀释后应用）或遵医嘱；规格（3）、（4）也可直接滴注。	基药，医保
肝郁脾虚证	逍遥丸（颗粒）	疏肝健脾，养血调经。	用于肝郁脾虚所致的郁闷不舒，胸胁胀痛，头晕目眩，食欲减退，月经不调。	丸剂：口服。规格（1）大蜜丸，一次1丸，一日2次；规格（2）、（3）水丸，一次6～9g，一日1～2次；规格（4）浓缩丸，一次8丸，一日3次。颗粒剂：开水冲服。规格（1）、（2）、（3）、（4），一次1袋，一日2次。	丸剂、颗粒：药典，医保，基药
	夏枯草膏（颗粒、胶囊、片、口服液）	清火，散结，消肿。	用于火热内蕴所致的头痛，眩晕，瘰疬，瘿瘤，乳痈肿痛；甲状腺肿大，淋巴结核、	膏剂：口服。一次9g，一日2次。颗粒剂：口服。一次1袋，一日2次。胶囊：口服。一次2粒，	膏剂：药典，医保颗粒、胶囊、片剂、口服液：医保

证型	药物名称	功能	主治病证	用法用量	备注
肝郁脾虚证			乳腺增生病见上述证候者。	一日2次。 片剂：口服。一次6粒，一日2次。 口服液：口服。一次10ml，一日2次。	
	香砂六君丸	益气健脾，和胃。	用于脾虚气滞，消化不良，嗳气食少，脘腹胀满，大便溏泄。	口服。规格（1）浓缩丸，一次12丸，一日3次；规格（2）、（3）、（4）水丸，一次6～9g，一日2～3次。	药典，基药，医保

再生障碍性贫血

再生障碍性贫血（aplastic anemia，AA）简称再障，通常是指原发性骨髓造血功能衰竭综合征，病因不明，主要表现为骨髓造血功能低下、全血细胞减少和贫血、出血、感染。我国发病率为7.4/100万人口，可发生于各年龄段，男女发病率无明显差别。

再障根据其临床表现可分为重型再障和非重型再障。重型再障起病急，进展快，病情重，少数可由非重型再障发展而来。主要表现为：（1）贫血，如苍白、乏力、头晕、心悸和气短等症状进行性加重；（2）感染，多数患者有发热，体温在39℃以上，个别患者自发病到死亡均处于难以控制的高热之中；（3）出血，皮肤可有出血点或大片瘀斑，口腔黏膜有血泡，有鼻出血、牙龈出血、眼结膜出血等。深部脏器出血时可见呕血、咳血、便血、血尿、阴道出血、眼底出血和颅内出血，后者常危及患者的生命。非重型再障起病和进展较缓慢，贫血、感染和出血的程度较重型轻，也较易控制。久治无效者可发生颅内出血。血象呈全血细胞减少，骨髓象呈多部位骨髓增生减低，造血细胞减少，非造血细胞比例增高，骨髓小粒空虚。

现代医学临床常根据病情采用免疫抑制、促造血、造血干细胞移植治疗及纠正贫血、控制出血、控制感染、保肝等对症治疗。

中医学虽无再障的命名，但根据重型再障所表现的显著贫血，严重出血，伴发高热及发病急剧的特点，多将其归属于"急劳"，"热劳"，"血症"等范畴。非重型再障，主要表现为贫血，如头晕无力、面色苍白，心悸气短，失眠多梦，食少纳呆，时有发热及衄血等现象，将其归属于"虚劳"，"血虚"，"血症"等范畴。主要是由于先天不足、脾胃虚弱、烦劳过度、肾精亏虚及邪毒直中，伤及脏腑、气血、阴阳，影响脏腑造血功能而产生的疾病。

一、中医病因病机分析及常见证型

中医学认为再障主要是由于先天不足、脾胃虚弱、烦劳过度、肾精亏虚及邪毒直中，伤及脏腑、气血、阴阳，影响脏腑造血功能而产生的疾病。尤其与肾关系密切，因肾主骨，生髓，骨髓生血液，所以治疗再障多用补肾之法。

根据其临床表现的不同，再障的常见证型有阴虚证、阳虚证、阴阳两虚证及急劳温热证的不同。

二、辨证选择中成药

1. 阴虚证

【临床表现】面色苍白，唇甲色淡，头晕乏力，心悸易惊，少寐多梦，低热盗汗，腰膝酸软，五心烦热，时有肌衄、齿衄、鼻衄等，舌质淡红，苔薄白，或舌质红，少苔，脉细数。

【辨证要点】低热盗汗，五心烦热，腰膝酸软，舌质红，少苔，脉细数。

【病机简析】再障为慢性疾患，久病耗伤气血，累及肝肾，致肝肾阴亏，肾精亏乏，精不化血，则进一步加重气血亏损。血虚不能荣养肌肤，不能充养脑髓，故见面色苍白，唇甲色淡，头晕乏力；心血虚，心神失养，则心悸易惊，少寐多梦。《血证论·卧寐》云："心藏神，血虚火妄动，则神不安，烦而不寐。"腰为肾之府，肾主骨，肾阴虚则腰膝酸软。阴虚不能制阳，则虚阳浮越，虚火内生，故手足心热、低热盗汗等。虚火灼伤络脉而见齿衄、鼻衄等。舌质红，脉细数皆为阴虚内热之象。

【治法】滋阴益气养血。

【辨证选药】可选用养血饮口服液、复方阿胶浆之类，若见出血者可加用三七胶囊（片）等。

此类中成药多由黄芪、当归、阿胶、鹿角胶、大枣、红参、熟地、党参等药物组成，可发挥良好的滋阴益气养血，益肾补脾之功用。

2. 阳虚证

【临床表现】面色苍白，唇甲色淡，气短懒言，畏寒肢冷，腰膝酸软，食少纳呆，大便溏薄，可有肌衄、齿衄、鼻衄等，舌质淡，舌体胖嫩，或有齿痕，苔薄白，脉沉细。

【辨证要点】畏寒肢冷，舌质淡，舌体胖嫩，或有齿痕，脉沉细。

【病机简析】肾阳为一身阳气之根本，有温煦机体，蒸化水液，促进生长发育之功能。因肾阳虚衰，不能温煦机体，鼓动血行，振奋精神，故畏寒肢冷，面色苍白，气短懒言，精神不振。气化不利，气血不足，故唇甲色淡，舌质淡嫩。腰为肾之府，肾病则腰膝酸软无力。肾阳虚者脾胃亦不振，受纳健运失常，故食少纳呆，大便溏薄。

【治法】温肾健髓，益气养阴。

【辨证选药】可选用复方皂矾丸、生血丸之类。

此类中成药多由鹿茸、肉桂、皂矾、紫河车、白术、山药、西洋参、大枣等药物组成，可发挥良好的温肾健髓，益气养阴作用。

3. 阴阳两虚证

【临床表现】面色苍白，腰膝酸软，遗精滑泄，时冷时热，自汗盗汗，舌质淡，苔薄白或无苔，脉沉细无力或沉细数。

【辨证要点】遗精滑泄，自汗盗汗，舌质淡，脉沉细无力或沉细数。

【病机简析】久病耗气伤阳，"阳损及阴"；或耗血伤阴，"阴损及阳"，最后导致气血双亏，阴阳两虚。阳虚固摄失职，故见遗精滑泄。阳虚卫外不固，故自汗。阴虚虚热内生，故盗汗。阴阳俱虚，故腰膝酸软。舌质淡，脉沉细无力或沉细数，皆为阴阳虚亏之象。

【治法】阴阳俱补。

【辨证选药】可选用再造生血片（胶囊）之类。

此类中成药多由菟丝子、红参、阿胶、黄芪、当归、熟地、何首乌、淫羊藿、黄精、鹿茸、仙鹤草、枸杞子等药物组成，具有良好的补肝益肾，补气养血之功用。

4. 急劳温热证

【临床表现】高热不休，口干咽燥，渴喜冷饮，口舌生疮，头晕头痛，心悸气促，烦躁不宁，甚或神昏谵语，可有大片肌衄，严重鼻衄、齿衄，口舌有血泡，甚者便血、尿血或颅内出血，大便干结，小便短赤，舌质淡或绛，苔黄，脉细数或虚大无力。

【辨证要点】高热不休，甚或神昏谵语，可有大片肌衄，严重鼻衄、齿衄，甚者便血、尿血或颅内出血，舌质淡或绛，苔黄，脉细数或虚大无力。

【病机简析】肾为先天之本，生命之源，阴阳之根。肾脏虚衰常导致脏腑功能低下，正气不足。"邪之所凑，其气必虚"，因而导致外邪侵袭，出现外感发热，加之由于气虚、阴虚而产生的虚热，内外合邪，火热炽盛，热袭营血，火灼骨髓，因而高热不休。热陷心包，则神昏谵语。由于热入营血，破血妄行，故出现广泛肌衄，严重鼻衄、齿衄，甚者便血、尿血或颅内出血。舌质淡或绛，苔黄，脉细数或虚大无力，皆是阴阳两虚之象。

【治法】清热解毒，凉血止血。

【辨证选药】可联合使用地榆升白片、复方阿胶浆、维血宁颗粒之类，神昏谵语者，可加用安宫牛黄丸等。

此证由于出血而出现血瘀，瘀血阻络，血不循经，又会加重出血。"瘀血不去，新血不生"，因而又会使气血更加亏虚，如此反复，而致阴阳俱虚，进而阴阳两竭而死亡，此证型死亡率很高。

三、用药注意

临床选药必须以辨证论治的思想为指导，针对不同证型，选择与其相对证的药物，才能收到较为满意的疗效。还需避风寒，防外感；饮食宜清淡，切忌肥甘油腻食物，以防影响药效的发挥。另外，应随时注意监测再障患者的血象变化。患者长期连续服用应向医师咨询；如正在服用其他药品，应当告知医师或药师；按照用法用量服用，小儿、孕妇、高血压、糖尿病患者应在医师指导下服用。小儿应在成人监护下服用。服药2周或服药期间症状无改善，或症状加重，或出现新的严重症状，应立即停药并去医院就诊。药品贮藏宜得当，存于阴凉干燥处，药品性状发生改变时禁止服用。药品必须妥善保管，放在儿童不能接触的地方，以防发生意外。对于具体药品的饮食禁忌、配伍禁忌、妊娠禁忌、证候禁忌、病证禁忌、特殊体质禁忌、特殊人群禁忌等，各药品具体内容中均有详细介绍，用药前务必仔细阅读。

附一

常用治疗再障的中成药药品介绍

（一）阴虚证常用中成药品种

养血饮口服液

【处方】当归、黄芪、鹿角胶、阿胶、大枣。

【功能与主治】补气养血，益肾助脾。用于气血两亏，体虚羸弱。

【用法与用量】口服。一次1支，一日2次。

【禁忌】对本品过敏者，过敏体质者，外感或实热内盛者，孕妇慎用。

【注意事项】

1. 忌油腻食物。

2. 本品宜饭前服用。

【规格】（1）每支装10ml，（2）每瓶装100ml（低糖型）。

【贮藏】密封，置阴凉处（不超过20℃）。

复方阿胶浆

【处方】阿胶、人参、熟地黄、党参、山楂。

【功能与主治】补气养血。用于气血两虚，头晕目眩，心悸失眠，食欲不振及白细胞减少症和贫血。

【用法与用量】口服。一次20ml，一日3次。

【禁忌】

1．服用本品同时不宜服用藜芦、五灵脂、皂荚或其制剂。

2．对本品过敏者禁用。感冒患者不宜服用。

3．凡脾胃虚弱，呕吐泄泻，腹胀便溏，咳嗽痰多者慎用。

【注意事项】

1．不宜喝茶和吃萝卜，以免影响药效。

2．本品宜饭前服用。

【规格】（1）每瓶装20ml、200ml、250ml，（2）每支装20ml。

【贮藏】密封，置阴凉处。

【药理毒理】复方阿胶浆具有抗肿瘤，对血液系统的保护，如促进造血、增强免疫力等，提高机体耐受力，抗疲劳的作用[1]。

【参考文献】

[1] 苗明三，周立华，陈纲领，等．贞芪扶正颗粒和复方阿胶浆干预再生障碍性贫血模型小鼠外周血及骨髓象的变化 [J]．中国组织工程研究与临床康复，2007，11（15）：2890-2892.

三七胶囊（片）

【处方】三七。

【功能与主治】散瘀止血，消肿定痛。用于外伤出血，跌扑肿痛。

【用法与用量】

胶囊：口服。一次6～8粒，一日2次。

片剂：口服。一次 2 ～ 6 片，一日 3 次。

【禁忌】肝肾功能异常者禁用。

【注意事项】

1．孕妇慎用。

2．6 岁以下儿童慎用。

3．按照用法用量服用，小儿及年老体虚患者应在医师指导下服用。

【规格】

胶囊：每粒装 0.3g。

片剂：每片含三七 0.5g。

【贮藏】密封。

（二）阳虚证常用中成药品种

复方皂矾丸

【处方】大枣（去核）、海马、核桃仁、肉桂、西洋参、皂矾。

【功能与主治】温肾健髓，益气养阴，生血止血。用于再生障碍性贫血，白细胞减少症，血小板减少症，骨髓增生异常综合征及放疗和化疗引起的骨髓损伤、白细胞减少属肾阳不足、气血两虚证者。

【用法与用量】口服。一次 7 ～ 9 丸，一日 3 次，饭后即服。

【注意事项】忌茶水。

【规格】每丸重 0.2g。

【贮藏】密封。

【药理毒理】本药能增加骨髓造血细胞，对 GM-CFU 和 CFU-E

的生成有明显的促进作用[1]，同时该药能改善骨髓微循环，有利于基质细胞生成[2]。其对造血细胞的作用，能增进黏附分子受体的表达，从而加强基质细胞与造血细胞的相互作用，加速骨髓造血细胞的生成、分化、成熟[3]，使萎缩的骨髓组织重建、再生，还能提高免疫功能[4]。

【临床报道】临床观察探讨雄激素达那唑联合复方皂矾丸治疗再生障碍性贫血的临床疗效，用前瞻性随机对照研究的方法将纳入研究的 30 例分为治疗组 20 例和对照组 10 例，分别用达那唑加复方皂矾丸和单用达那唑治疗，结果治疗组基本治愈 2 例，缓解 9 例，明显进步 6 例，总有效率为 85%，明显高于对照组的 40%（$P < 0.05$）[5]。复方皂矾丸联合雄激素及环孢素对比等剂量雄激素及环孢素治疗老年 AA 患者，将 72 例老年 AA 患者随机分为两组，治疗组 39 例，对照组 33 例，结果治疗组 39 例患者中基本治愈 2 例，缓解 15 例，明显进步 17 例，无效 5 例，总有效率 87.18%；对照组 33 例，基本治愈 1 例，缓解 7 例，明显进步 13 例，无效 12 例，总有效率 63.64%。两组比较有显著性差异（$P < 0.05$）。治疗组患者有 19 例在服药初期有轻度胃部不适、恶心、便秘等消化道症状，减量后能耐受；长期服用复方皂矾丸者未发生肝、肾功能损害等不良反应[6]。

【参考文献】

[1] 邱仲川，赵琳，陈佩，等. 补肾复方冲剂影响再生障碍性贫血患者造血祖细胞研究 [J]. 北京中医药大学学报，2001，24（3）：55-57.

[2] 梁永生. 复方皂矾丸治疗再生障碍性贫血临床疗效评价 [J]. 广州中医药大学学报，2001，18（2）：123-124.

[3]Clulombel L, Auf frag I, Gaugl er M H, et al.Expression

and function of integrins on hematopoietic progenitor cell [J]. ActaHaematol, 1997, 97：3.

[4] 熊树民.复方皂矾丸治疗再生障碍性贫血100例疗效分析 [J].中华血液学杂志，2000，21（3）：157.

[5] 刘俏敏，陈少通，梁彩平.达那唑联合复方皂矾丸治疗再生障碍性贫血[J].药物与临床，2009，6（35）：61-62.

[6] 韩学军，弓长丽.复方皂矾丸联合安特尔加环孢素治疗老年再生障碍性贫血72例[J].中国老年学杂志，2010，30（9）：1279-1280.

生血丸

【处方】鹿茸、黄柏、白术（炒）、山药、紫河车、桑枝、白扁豆（炒）、稻芽。

【功能与主治】补肾健脾，填精养血。用于脾肾虚弱所致的面黄肌瘦、体倦乏力、眩晕、食少、便溏；放、化疗后全血细胞减少及再生障碍性贫血见上述证候者。

【用法与用量】口服。一次5g，一日3次；小儿酌减。

【注意事项】阴虚内热，舌质红，少苔者慎用。

【规格】每袋装5g。

【贮藏】密封。

【药理毒理】生血丸能提高骨髓抑制小鼠外周血血细胞和骨髓有核细胞计数；可促进骨髓抑制小鼠骨髓细胞从G0/G1期进入增殖周期，并能有效调节骨髓微环境中TPO、EPO和G-CSF的表达，从而促进骨髓抑制小鼠的造血功能[1]。

【参考文献】

[1] 严苏纯，王光普，刘彤.生血丸对骨髓抑制小鼠造血功能

的调控作用 [J]. 中草药，2010，41（11）：1853-1856.

（三）阴阳两虚证常用中成药品种

再造生血片（胶囊）

【处方】菟丝子（酒制）、红参（去芦）、鸡血藤、阿胶、当归、女贞子、黄芪、益母草、熟地黄、白芍、制何首乌、淫羊藿、黄精（酒制）、鹿茸（去毛）、党参、麦冬、仙鹤草、白术（炒）、补骨脂（盐制）、枸杞子、墨旱莲。

【功能与主治】补肝益肾，补气养血。用于肝肾不足，气血两虚所致的血虚虚劳，症见心悸气短，头晕目眩，倦怠乏力，腰膝酸软，面色苍白，唇甲色淡，或伴出血；再生障碍性贫血，缺铁性贫血见上述证候者。

【用法与用量】

片剂：口服。一次5片，一日3次；小儿酌减。

胶囊：口服。一次5粒，一日3次。

【禁忌】本品为补益之剂，感冒者慎用，以免表邪不解。

【注意事项】

1．服药期间饮食宜选清淡易消化之品。

2．再生障碍性贫血和缺铁性贫血必要时采取综合治疗措施。

【规格】

片剂：每片重 0.38g。

胶囊：每粒装 0.32g。

【贮藏】密封。

（四）急劳温热证常用中成药品种

本证型中"复方阿胶浆"的内容见本病"阴虚证常用中成药品种"。

地榆升白片

【处方】地榆 5g 制成 1000 片。

【功能与主治】升高白细胞。用于白细胞减少症。

【用法与用量】口服。一次 2～4 片，一日 3 次。

【注意事项】尚不明确。

【规格】每片重 0.1g。

【贮藏】密封。

【药理毒理】通过调节细胞免疫功能发挥升高白细胞的作用[1]。

【参考文献】

[1] 夏云金，李瑞，万楚成. 地榆升白片治疗原发性白细胞减少症的疗效及对细胞免疫功能的调节作用 [J]. 中国中医药信息杂志，2004，11（9）：766-767.

维血宁颗粒

【处方】白芍、地黄、虎杖、鸡血藤、墨旱莲、熟地黄、太子参、仙鹤草。

【功能与主治】滋补肝肾，凉血清热。用于血小板减少症及血热所致的出血。

【用法与用量】开水冲服。一次 1 袋，一日 3 次。

【禁忌】无。

【注意事项】尚不明确。

【规格】每袋装 8g。

【贮藏】密封。

【药理毒理】维血宁颗粒可升高白细胞、红细胞、血红蛋白和血小板[1]。

【临床报道】维血宁联合雄性激素、环孢素 A 治疗慢性再生障碍性贫血 22 例并与西药常规治疗的 20 例进行对比观察。治疗组 22 例，基本治愈 9 例，缓解 6 例，明显进步 4 例，无效 3 例，总有效率 86.4%。对照组 20 例，分别为 1 例、4 例、5 例、10 例、50%，两组总有效率比较，差异有统计学意义（$P < 0.05$），治疗组疗效优于对照组。治疗后两组患者血象均较治疗前有明显改善，差异有统计学意义（$P < 0.05$），治疗组与对照组比较差异有统计学意义（$P < 0.05$），治疗组疗效优于对照组。治疗组 3 例初服维血宁出现轻度胃部不适、恶心等反应，继续服药，3 天后症状消失。肝、肾功能均未见明显异常。对照组 6 例出现丙氨酸氨基转移酶轻度升高，1 例出现轻度隐性黄疸[2]。

【参考文献】

[1] 王兴海，曹瑞，张波，等. 维血宁对环磷酰胺致骨髓抑制模型小鼠的 WBC、RBC、PLT 和 Hb 的影响 [J]. 西北药学杂志，2011，26（5）：354-356.

[2] 田正良，高天平，姚松夏. 维血宁联合雄性激素治疗慢性再生障碍性贫血 22 例 [J]. 中医杂志，2009，50（9）：818.

附二

治疗再障的常用中成药简表

证型	药物名称	功能	主治病证	用法用量	备注
阴虚证	养血饮口服液	补气养血，益肾助脾。	用于气血两亏，体虚羸弱。	口服。一次1支，一日2次。	医保
	复方阿胶浆	补气养血。	用于气血两虚，头晕目眩，心悸失眠，食欲不振及白细胞减少症和贫血。	口服。一次20ml，一日3次。	医保
	三七胶囊（片）	散瘀止血，消肿定痛。	用于外伤出血，跌扑肿痛。	胶囊：口服。一次6～8粒，一日2次。片剂：口服。一次2～6片，一日3次。	胶囊：医保片剂：医保，药典
阳虚证	复方皂矾丸	温肾健髓，益气养阴，生血止血。	用于再生障碍性贫血，白细胞减少症，血小板减少症，骨髓增生异常综合征及放疗和化疗引起的骨髓损伤、白细胞减少属肾阳不足、气血两虚证者。	口服。一次7～9丸，一日3次，饭后即服。	医保，药典
	生血丸	补肾健脾，填精养血。	用于脾肾虚弱所致的面黄肌瘦、体倦乏力、眩晕、食少、便溏；放、化疗后全血细胞减少及再生障碍性贫血见上述证候者。	口服。一次5g，一日3次；小儿酌减。	药典

证型	药物名称	功能	主治病证	用法用量	备注
阴阳两虚证	再造生血片（胶囊）	补肝益肾，补气养血。	用于肝肾不足，气血两虚所致的血虚虚劳，症见心悸气短，头晕目眩，倦怠乏力，腰膝酸软，面色苍白，唇甲色淡，或伴出血；再生障碍性贫血，缺铁性贫血见上述证候者。	片剂：口服。一次5片，一日3次；小儿酌减。胶囊：口服。一次5粒，一日3次。	片剂：医保，药典胶囊：医保
急劳温热证	地榆升白片	升高白细胞。	用于白细胞减少症。	口服。一次2～4片，一日3次。	医保
	维血宁颗粒	滋补肝肾，凉血清热。	用于血小板减少症及血热所致的出血。	开水冲服。一次1袋，一日3次。	医保
	复方阿胶浆	见66页	同前	同前	同前

过敏性紫癜

过敏性紫癜又称出血性毛细血管中毒症，是一种常见的血管变态反应性疾病，是由于机体对某些致敏物质产生变态反应，导致毛细血管脆性及通透性增加，血液外渗，产生紫癜、黏膜及某些器官出血。临床上以皮肤紫癜最多见，可伴胃肠道、关节及肾脏等器官的症状，因此临床上将过敏性紫癜分为单纯皮肤型、关节型、腹型、过敏性紫癜合并肾炎型及混合型。本病可发生于各年龄段，儿童和青少年多见，常见发病年龄为 7 ~ 14 岁，男女之比为 1.4 : 1，发病有明显季节性，以冬春季发病为多，夏季较少。

过敏性紫癜发病往往有过敏体质或有较肯定的过敏原引发，在紫癜发生前 1 ~ 3 周有低热、上呼吸道感染及全身不适等症状。皮肤紫癜常对称分布，分批出现，大小不等，颜色深浅不一。病程中可有腹痛或累及关节或肾脏。血小板计数、血小板功能和凝血时间均正常，毛细血管脆性试验阳性。受累部位皮肤组织学检查可见较均一的过敏性血管炎，毛细血管后小静脉有大量白细胞浸润，纤维样坏死和红细胞渗出血管外，血管壁可有免疫源性坏死，上皮细胞增殖。

现代医学临床常根据病因使用抗组胺药物、维生素 C 及芦丁、糖皮质激素治疗，对由感染引起的过敏性紫癜，应使用抗生素。

对糖皮质激素疗效不佳或并发肾炎时，可使用免疫抑制剂，如环磷酰胺等。对并发肾炎致低蛋白血症时，可输注白蛋白。如还有肠套叠或肠坏死，应及时手术治疗。

本病中医病名为紫癜风，可归属于"血证"、"紫斑"范畴，又与"葡萄疫"、"肌衄"相似。

一、中医病因病机分析及常见证型

中医学认为血证可由感受外邪、情志过极、饮食不节、劳倦过度、久病或热病等原因所致。而其病机可以归结为火热熏灼、迫血妄行及气虚不摄、血溢脉外两类。

机体感受四时不正之气，外邪郁而化热，与气血相搏，灼伤脉络，血溢脉外，则为紫斑；饮食不节，过食肥甘，致湿热内蕴，血随湿热外溢而发斑；湿热久蕴，耗伤胃阴，阴虚火旺，虚火灼伤脉络，迫血妄行，亦可致紫癜；小儿脾常不足，过食生冷，损伤脾胃，脾胃阳气亏虚，气不摄血，溢于肌肤，而致发斑；饮食不洁，可导致肠道寄生虫病，虫寄肠道，损伤脾胃，湿滞热蕴，继而发斑；久病体虚，脏腑伤损，气血两虚，气不摄血，导致血不归经而致紫斑。

紫斑的常见证型有风热伤络证、血热妄行证、阴虚火旺证及气不摄血证。

二、辨证选择中成药

1. 风热伤络证

【临床表现】外感风邪后，皮肤出现青紫斑点或斑块，病程较短，皮肤紫斑色鲜红，甚则融合成片，皮肤瘙痒或起风团，或有发热，口渴，咽红肿痛，溲赤便干，或有尿血，舌尖红，苔薄黄，脉浮数。

【辨证要点】外感风邪后，皮肤出现青紫斑点或斑块，斑色鲜红，皮肤瘙痒或起风团，或有发热，口渴，咽红肿痛，溲赤便干，或有尿血，舌尖红，苔薄黄，脉浮数。

【病机简析】外感风热之邪，炽于血分，郁于肌肤，致使脉络受损，血溢脉外，故皮肤出现青紫斑点或斑块。火热伤津则口渴、溲赤便干。热灼咽喉则咽红肿痛，热邪损伤膀胱之脉络，则可见尿血。

【治法】疏风清热，凉血止血。

【辨证选药】可选银翘解毒丸（片、颗粒、胶囊、软胶囊）、银黄口服液（颗粒、胶囊、片）、牛黄上清丸（片、胶囊）。

此类中成药多以连翘、金银花、紫花地丁、蒲公英、栀子、黄连清热解毒，荆芥、防风、牛蒡子、淡豆豉发表散风，大黄、黄芩、黄柏清热泻火。

2. 血热妄行证

【临床表现】皮肤出现青紫斑点或斑块，或伴有鼻衄、齿衄、便血、尿血，身热面赤，五心烦热，便秘，舌质红，苔黄，脉弦数。

【辨证要点】感受风热或火热燥邪后，皮肤出现青紫斑点或斑块，可有发热，口渴，便秘，舌质红，苔黄，脉弦数。

【病机简析】感受风热或火热燥邪，火热偏盛，迫血妄行，血溢于肌肤脉络之外，故皮肤出现紫红或青紫斑点或斑块。热邪炽盛，损伤鼻、龈、肠胃和膀胱等处之脉络，则可见鼻衄、齿衄、便血和尿血。热扰心神则烦躁不安，火热伤津则口渴、便秘。

【治法】清热解毒，凉血止血。

【辨证选药】可选十灰丸（散）、裸花紫珠片（颗粒、胶囊）、致康胶囊、紫地宁血散、荷叶丸。

此类中成药多以大小蓟、藕节、侧柏叶、茜草根、白茅根清热凉血止血，丹皮、栀子清热凉血，棕榈皮收敛止血。

3. 阴虚火旺证

【临床表现】皮肤出现青紫斑点或斑块，时发时止，常伴鼻衄、齿衄或月经过多，颧红，心烦，口渴，手足心热，或有潮热，盗汗，舌质红，苔少，脉细数。

【辨证要点】皮肤出现青紫斑点或斑块，时发时止，可伴有颧红，心烦，潮热，盗汗，舌质红，苔少，脉细数。

【病机简析】阴虚火旺，虚火灼伤肌肤络脉，故可见红紫或青紫斑点、斑块，亦可见齿衄、鼻衄或月经过多。虚火内炽，故手足心热，午后潮热。肾水不足，不能上济心火，故心烦。虚火逼心液外出则盗汗，火灼津液则口渴。

【治法】滋阴降火，宁络止血。

【辨证选药】可选用大补阴丸、知柏地黄丸（颗粒、胶囊、片）、保济丸（口服液）、二至丸。

此类中成药常以知母、黄柏等清虚热、滋肾阴，熟地黄益气养阴，牡丹皮清热凉血，从而起到良好的滋阴降火，宁络止血的作用。

4. 气不摄血证

【临床表现】病程较长，皮肤紫斑反复出现，经久不愈，神疲乏力，头晕目眩，面色苍白或萎黄，食欲不振，舌质淡，脉细弱。

【辨证要点】紫斑反复出现，经久不愈，神疲乏力，舌质淡，脉细弱。

【病机简析】气虚不能摄血，脾虚不能统血，血溢肌肤脉络之外而为紫斑。气虚日久难以速复，故紫斑反复出现，经久不愈。脾虚运化无权则食欲不振，生化乏源则神疲乏力，面色苍白或萎黄。气血不足，不能上承濡养清窍，故头晕目眩。

【治法】补脾益气摄血。

【辨证选药】可选用归脾丸（颗粒、胶囊、片、合剂）、八珍丸（颗粒、胶囊、片）、当归补血丸（颗粒、胶囊、口服液）、人参养荣丸等。

此类中成药常选用党参、黄芪、白术、茯苓、陈皮等益气燥湿健脾，酸枣仁、远志益气安神，当归、白芍等养血补血，从而达到补脾益气摄血的作用。

三、用药注意

患者用药过程中应注意饮食有节，起居有常，劳逸适度。宜进食清淡、易于消化、富有营养的食物，如新鲜蔬菜、水果、瘦肉、蛋类等，忌食辛辣香燥、油腻炙煿之品，戒除烟酒。避免情志过极，注意精神调摄，消除紧张、恐惧、忧虑等不良情绪，还需避风寒，注意休息。药品必须妥善保管，贮藏宜得当，存于阴凉干燥处，药品性状发生改变时禁止服用。儿童必须在成人的监护下用药，必要时务请咨询医师。请在用药前仔细阅读药品使用说明中的配伍禁忌、妊娠禁忌、病证禁忌、特殊体质禁忌、特殊人群禁忌等，合并其他疾病或同时服用其他药物请在医师指导下用药。

附一

常用治疗过敏性紫癜的中成药药品介绍

（一）风热伤络证常用中成药品种

银翘解毒丸（片、颗粒、胶囊、软胶囊）

【处方】金银花、连翘、薄荷、荆芥、淡豆豉、牛蒡子（炒）、桔梗、淡竹叶、甘草。

【功能与主治】疏风解表，清热解毒。用于风热感冒，症见发热头痛、咳嗽口干、咽喉疼痛。

【用法与用量】

丸剂：规格（1）浓缩蜜丸，规格（2）大蜜丸，用芦根汤或温开水送服。一次1丸，一日2～3次。规格（3）浓缩丸，口服。一次0.7～0.8g，一日3次。

片剂：口服。规格（1）、（2）、（3）一次4片，一日2～3次。

颗粒剂：开水冲服。规格（1）一次5g，规格（2）一次15g，一日3次；重症者加服1次。

胶囊：口服。一次4粒，一日2～3次。

软胶囊：口服。一次2粒，一日3次。

【注意事项】

1. 忌烟、酒及辛辣、生冷、油腻食物。

2. 不宜在服药期间同时服用滋补性中成药。

3. 风寒感冒者不适用，其表现为恶寒重，发热轻，无汗，鼻塞流清涕，口不渴，咳吐稀白痰。

4．有高血压、心脏病、肝病、糖尿病、肾病等慢性病严重者，孕妇或正在接受其它治疗的患者，均应在医师指导下服用。

5．服药 3 天后，症状无改善，或出现发热咳嗽加重，并有其他症状如胸闷、心悸等时应去医院就诊。

6．连续服用应向医师咨询。

7．对本品过敏者禁用，过敏体质者慎用。

【规格】

丸剂：（1）每丸重 3g，（2）每丸重 9g，（3）每 10 丸重 1.5g。

片剂：（1）每片重 0.3g，（2）素片每片重 0.5g，（3）薄膜衣片每片重 0.52g。

颗粒剂：每袋装（1）2.5g，（2）15g。

胶囊：每粒装 0.4g。

软胶囊：每粒装 0.45g。

【贮藏】密封。

【药理毒理】银翘解毒片有一定解热、抗炎和抗病原微生物作用[1]。

·**解热作用**　银翘解毒片灌胃给药 2 天，对三联菌苗所致大鼠发热有解热作用[1]。

·**镇痛作用**　银翘解毒片对小鼠灌胃，能减少醋酸所致扭体次数，小鼠腹腔注射，能提高热板刺激的痛阈值[1]。

·**毒理**　长期毒性试验，银翘解毒片灌胃给药 10 周，大鼠体重增长、血液学、血液生化学、主要脏器组织学检查均未见明显异常，停药 2 周亦无异常发现[2]。

【参考文献】

[1] 周远鹏，江京莉，严少敏，等.银翘解毒片的药理研究 [J].

中成药，1990，12（1）：22.

[2] 王宗伟，吴杰，危建安，等. 银翘解毒片长期毒性实验研究 [J]. 中医研究，2001，14（3）：13.

银黄口服液（颗粒、胶囊、片）

【处方】 金银花提取物、黄芩提取物。

【功能与主治】 清热疏风，利咽解毒。用于外感风热、肺胃热盛所致的咽干、咽痛、喉核肿大、口渴、发热；急慢性扁桃体炎、急慢性咽炎、上呼吸道感染见上述证候者。

【用法与用量】

口服液：口服。一次 10 ~ 20ml，一日 3 次；小儿酌减。

颗粒剂：开水冲服。规格（1）、（2）一次 1 ~ 2 袋，一日 2 次。

胶囊：口服。一次 2 ~ 4 粒，一日 4 次。

片剂：口服。一次 2 ~ 4 片，一日 4 次。

【注意事项】

1. 本品清热解毒，用于外感风热、肺胃热盛所致急、慢性乳蛾，急、慢性喉痹及感冒，阴虚火旺或素体脾胃虚寒者慎用。

2. 服药期间忌食辛辣、厚味、油腻之品。宜食清淡易消化之品。

【规格】

口服液：每支装 10ml。

颗粒剂：每袋装（1）2g，（2）4g。

胶囊：每粒装 0.3g。

片剂：每片重 0.25g。

【贮藏】 密封。

牛黄上清丸（片、胶囊）

【处方】 人工牛黄、薄荷、菊花、荆芥穗、白芷、川芎、栀子、黄连、黄柏、黄芩、大黄、连翘、赤芍、当归、地黄、桔梗、甘草、石膏、冰片。

【功能与主治】 清热泻火，散风止痛。用于热毒内盛、风火上攻所致的头痛眩晕、目赤耳鸣、咽喉肿痛、口舌生疮、牙龈肿痛、大便燥结。

【用法与用量】

丸剂：口服。规格（1）大蜜丸，一次1丸；规格（2）水丸，一次3g；规格（3）水蜜丸，一次4g，一日2次。

胶囊：口服。一次3粒，一日2次。

片剂：口服。规格（1）、（2）、（3）一次4片，一日2次。

【注意事项】

1．本药寒凉，易伤胃气，老人、儿童、素体脾胃虚弱者及孕妇慎用。

2．阴虚火旺所致的头痛眩晕、牙痛咽痛者忌用。

3．服药期间饮食宜清淡，忌食辛辣油腻食品，以免助热生湿，加重病情。

4．用本品治疗喉痹、口疮、口糜、牙宣、尽牙痛时，可配合使用外用药物以增强疗效。

5．注意保持口腔的清洁卫生，经常漱口，以减少邪毒滞留机会。

【规格】

丸剂：（1）每丸重6g，（2）每16粒重3g，（3）每100粒重

10g。

胶囊：每粒装 0.3g。

片剂：（1）糖衣片，基片重 0.25g，（2）薄膜衣片，每片重 0.265g，（3）每片重 0.3g。

【贮藏】密封。

（二）血热妄行证常用中成药品种

十灰丸（散）

【处方】大蓟（炒炭）、小蓟（炒炭）、茜草（炒炭）、栀子（炒炭）、牡丹皮（炒炭）、棕榈（煅炭）、侧柏叶（炒炭）、白茅根（炒炭）、大黄（炒炭）、荷叶（煅炭）。

【功能与主治】凉血止血。用于吐血、衄血、血崩及一切出血不止诸证。

【用法与用量】

丸剂：口服。一次 3 ~ 9g，一日 1 ~ 2 次；或遵医嘱。

散剂：温开水冲服。一次 3 ~ 9g，一日 1 ~ 2 次。

【注意事项】若出血属于虚寒者忌用。

【规格】

丸剂：水丸，每 30 丸重 1g。

散剂：每瓶装 3g。

【贮藏】密闭，防潮。

【药理毒理】现代医学认为：十灰散（丸）的止血功能除了由于药物本身有止血作用外，还与诸药炒炭后能显著加强止血作用有关，因为组成各药物均含有钙，大部分是以草酸钙晶体形式存在于药物体内。这些药物在高温作用下，能使钙离子游离，从而释放出可溶性钙，钙离子能促进血液凝固，缩短凝血时间，而起到止血作用，这与传统认为炒炭能加强止血功能是相吻合的[1]。

【临床报道】将96例过敏性紫癜病例随机分为治疗组和对照组，每组48例。治疗组在对照组治疗的基础上，采用十灰散，每日口服1剂，并与对照组进行疗效比较。结果显示，治疗组临床症状改善时间、治愈时间均明显缩短，优于对照组（$P < 0.05$），1年内均无复发[2]。

【参考文献】

[1] 肖平．十灰散（丸）的止血作用与临床应用 [J].中成药研究，1985，（11）：35.

[2] 司守成．十灰散治疗过敏性紫癜48例临床观察 [J].中国社区医师，2009，11（16）：132.

裸花紫珠片（颗粒、胶囊）

【处方】裸花紫珠。

【功能与主治】消炎，解毒，收敛，止血。用于细菌感染引起的炎症，急性传染性肝炎，呼吸道和消化道出血。

【用法与用量】

片剂：口服。一次3～5片，一日3～4次。

颗粒剂：开水冲服。一次1袋，一日3～4次。

胶囊：口服。一次3～5粒，一日3～4次。

【注意事项】尚不明确。

【规格】

片剂：每片含干浸膏0.2g。

颗粒剂：每袋装 3g。

胶囊：每粒装 0.4g。

【贮藏】密封。

【药理毒理】有实验表明从裸花紫珠中分离得到 11 个单体化合物，并测定分离的化合物对家兔体外血液凝集参数凝血酶原时间（PT）、活化部分凝血活酶时间（APTT）、凝血酶时间（TT）及纤维蛋白原（FIB）的影响，结果表明，与空白对照组相比，11 个单体化合物对 PT 的影响差异均无显著性；化合物 acteoside、samioside、$2\alpha, 3\alpha, 19\alpha, 23-$ 四羟基 - 乌索烷 -12- 烯 -28-0-β -D- 葡萄糖苷、5- 羟基 -3, 7, 3′, 4′ - 四甲氧基黄酮有显著缩短 APTT 作用；$2\alpha, 3\alpha, 24-$ 三羟基 - 乌索烷 -12- 烯 -28- 酸与空白对照组相比对 TT 的影响具有显著性差异，呈现出延长 TT 的活性；化合物鼠李秦素对 FIB 有显著增加的作用。提示裸花紫珠可能是通过影响内源性凝血途径来发挥止血作用。其中化合物 acteoside、samioside 在植物中的含量很高，且均为酚苷类化合物，因此推测该类成分可能是裸花紫珠止血作用的主要活性成分 [1]。对裸花紫珠片的毒理研究表明，采用小鼠灌胃给药，测定最大耐受量（MTD）。小鼠禁食 12h 后一次性灌胃 1.5g/ml 浓度的受试药 0.4ml/10g，连续观察记录 7d，结果显示，全部小鼠未见毒性反应及死亡，其 MTD > 60g/kg。长期毒性试验，SD 大鼠分别按体重灌胃给药 2.5g/kg、1.25g/kg 为给药组，等容积 1% 羧甲基纤维素钠为对照组，连续 28d。结果显示，各组大鼠活动正常，无动物死亡，体质量均见增加，血液学指标、血液生化指标差异无显著性，肝、肾等功能均未见异常，各脏器系数及脏器病理学检查未见改变，表明裸花紫珠片用药安全范围较大 [2]。

【参考文献】

[1] 张洁，李宝泉，冯峰，等.裸花紫珠的化学成分及其止血活性研究 [J].中国中药杂志，2010，35（24）：3297-3301.

[2] 曾祥周，符健，邝少轶，等.裸花紫珠片急性毒性及长期毒性研究 [J].中国热带医学，2002，2（4）：447-449.

致康胶囊

【处方】 大黄、黄连、三七、白芷、阿胶、龙骨（煅）、白及、没药（制）、海螵蛸、茜草、龙血竭、甘草、珍珠、冰片。

【功能与主治】 清热凉血，化瘀止血。用于呕血、崩漏及便血等。

【用法与用量】 口服。一次2～4粒，一日3次；或遵医嘱。

【注意事项】 过敏体质者慎用。

【禁忌】 孕妇禁服。

【规格】 每粒装0.3g。

【贮藏】 密封，置阴凉干燥处。

【临床报道】 致康胶囊治疗不同病因的出血214例，设云南白药对照组213例，治疗7d，致康胶囊有效率93.5%；治疗组与对照组治疗后有效率无明显差异（$P > 0.05$）。但治疗组痊愈例数166例（77.6%），比对照组116例（54.5%）明显增加（$P < 0.05$）。提示致康胶囊具有迅速止血和明显促进创面愈合的作用[1]。

【参考文献】

[1] 孙小明，黄祖祺，李刚，等.致康胶囊治疗各种出血214例 [J].陕西中医，1999，20（11）：497.

紫地宁血散

【处方】 大叶紫珠、地棯。

【功能与主治】 清热凉血，收敛止血。用于治疗胃及十二指肠溃疡或胃炎引起的吐血，便血，属胃中积热型者。

【用法与用量】 口服。一次 8g，一日 3～4 次。

【规格】 每瓶装 4g，每盒装 6 瓶。

【贮藏】 密闭，置阴凉干燥处。

荷叶丸

【处方】 荷叶、藕节、大蓟、小蓟、知母、黄芩、地黄、棕榈、栀子、白茅根、玄参、白芍、当归、香墨。

【功能与主治】 凉血止血。用于咯血，衄血，尿血，便血，崩漏。

【用法与用量】 口服。一次 1 丸，一日 2～3 次。

【注意事项】

1．服用前应除去蜡皮塑料球壳。同仁堂荷叶丸可嚼服也可分份吞服。

2．服药期间忌食辣椒，忌饮酒，忌气恼。

【规格】 每丸重 9g。

【贮藏】 密闭。

（三）阴虚火旺证常用中成药品种

大补阴丸

【处方】 熟地黄、知母、黄柏、龟甲、猪脊髓。

【功能与主治】滋阴降火。用于阴虚火旺，潮热盗汗，咳嗽，耳鸣遗精。

【用法与用量】口服。一次6g，一日2～3次。

【注意事项】

1．忌不易消化食物。

2．感冒发热患者不宜服用。

【贮藏】密封。

【临床报道】以加味大补阴丸治疗过敏性紫癜42例，显效27例，有效11例，无效4例，总有效率90.5%[1]。

【参考文献】

[1] 邱金山，加味大补阴丸治疗过敏性紫癜42例 [J]. 时珍国医国药，2001，12（2）：192.

知柏地黄丸（颗粒、胶囊、片）

【处方】知母、黄柏、熟地黄、山茱萸（制）、牡丹皮、山药、茯苓、泽泻。

【功能与主治】滋阴降火。用于阴虚火旺，潮热盗汗，口干咽痛，耳鸣遗精，小便短赤。

【用法与用量】

丸剂：口服。规格（1）大蜜丸，一次1丸，一日2次；规格（2）、（6）浓缩丸，一次8丸，一日3次；规格（3）、（5）水蜜丸，一次6g，一日2次；规格（4）小蜜丸，一次9g，一日2次。

颗粒剂：口服。一次8g，一日2次。

胶囊：口服。一次6g，一日2次。

片剂：口服。一次6片，一日4次。

【注意事项】

1．孕妇慎服。

2．虚寒性病证患者不适用，其表现为怕冷，手足凉，喜热饮。

3．不宜和感冒类药同时服用。

4．该药品宜空腹或饭前服用，开水或淡盐水送服。

5．按照用法用量服用，小儿应在医师指导下服用。

【规格】

丸剂：（1）每丸重9g，（2）每10丸重1.7g，（3）每袋装6g，（4）每袋装9g，（5）每瓶装60g，（6）每8丸相当于原生药3g。

颗粒剂：每袋装8g。

胶囊：每粒装0.4g。

片剂：每片重0.31g。

【贮藏】 密封，置阴凉处。

保济丸（口服液）

【处方】 钩藤、菊花、蒺藜、厚朴、木香、苍术、天花粉、广藿香、葛根、化橘红、白芷、薏苡仁、稻芽、薄荷、茯苓、广东神曲。

【功能与主治】 解表，祛湿，和中。用于暑湿感冒，症见发热头痛、腹痛腹泻、恶心呕吐、肠胃不适；亦可用于晕车晕船。

【用法与用量】

丸剂：口服。规格（1）、（2）一次1.85～3.7g，一日3次。

口服液：口服。一次10～20ml，一日3次；儿童酌减。

【规格】

丸剂：每瓶装（1）1.85g，（2）3.7g。

口服液：每瓶装10ml。

二至丸

【处方】 女贞子、旱莲草。

【功能与主治】 补益肝肾，滋阴止血。用于肝肾阴虚，眩晕耳鸣，咽干鼻燥，腰膝酸痛，月经量多。

【用法与用量】 口服。一次 20 粒，一日 1～2 次。

【注意事项】

1．忌不易消化食物。

2．感冒发热患者不宜服用。

【规格】 每 10 粒重 1.7g。

【贮藏】 密封。

【药理毒理】 二至丸及其组方药材墨旱莲具有明显的促凝活性，其促凝作用不仅对内源性凝血系统有影响，而且对外源性凝血系统也有比较明显的影响[1]。

【参考文献】

[1] 闫冰，丁安伟，张丽．二至丸及其组方药味配伍对兔凝血功能的影响 [J]．中国药房，2010，21（35）：3267．

（四）气不摄血证常用中成药品种

归脾丸（颗粒、胶囊、片、合剂）

【处方】 党参、炒白术、炙黄芪、炙甘草、茯苓、制远志、炒酸枣仁、龙眼肉、当归、木香、大枣（去核）。

【功能与主治】 益气健脾，养血安神。用于心脾两虚，气短心悸，失眠多梦，头晕头昏，肢倦乏力，食欲不振，崩漏便血。

【用法与用量】

丸剂：用温开水或生姜汤送服。规格（1）大蜜丸，一次1丸；规格（2）浓缩丸，一次8～10丸；规格（3）水蜜丸，一次6g；规格（4）、（5）、（6）小蜜丸，一次9g，一日3次。

颗粒剂：开水冲服。一次1袋，一日3次。

胶囊：口服。一次4粒，一日3次，4周为一疗程。

片剂：口服。一次4～5片，一日3次。

合剂：口服。规格（1）、（2）一次10～20ml，一日3次，用时摇匀。

【注意事项】

1．忌油腻食物。

2．外感或实热内盛者不宜服用。

3．该药品宜饭前服用。

【规格】

丸剂：规格（1）大蜜丸，每丸重9g；规格（2）浓缩丸，每8丸相当于原药材3g；规格（3）水蜜丸，每30粒重6g；规格（4）小蜜丸，每袋装9g；规格（5）小蜜丸，每瓶装60g；规格（6）小蜜丸，每瓶装120g。

颗粒剂：每袋装3g。

胶囊：每粒装0.3g。

片剂：每片重0.45g。

合剂：每支装10ml。

【贮藏】 密封，置阴凉干燥处。

【药理毒理】 根据现代药理研究，归脾丸具有类似免疫调节剂作用，有促进巨核细胞的病理性损伤，并促进其增殖、分化、成熟及血小板的释放，恢复血小板的凝集作用[1]。

【参考文献】

[1] 周华琴.四生汤、归脾丸治紫癜体会[J].江西中医药，1995，（S4）：24-25.

八珍丸（颗粒、胶囊、片）

【处方】党参、炒白术、茯苓、甘草、当归、白芍、川芎、熟地黄。

【功能与主治】补气益血。用于气血两虚，面色萎黄，食欲不振，四肢乏力，月经过多。

【用法与用量】

丸剂：口服。规格（1）大蜜丸，一次1丸，一日2次；规格（2）、（4）浓缩丸，一次8丸，一日3次；规格（3）水蜜丸，一次6g，一日2次。

颗粒剂：开水冲服。规格（1）、（2）一次1袋，一日2次。

胶囊：口服。一次3粒，一日2次。

片剂：口服。一次3片，一日3次。

【注意事项】

1．阴虚火旺者忌用。

2．感冒者慎用，以免表邪不解。

3．用于治疗失眠时，睡前不宜喝茶和咖啡。

4．服药期间，宜食清淡易消化食物，忌食辛辣、油腻、生冷之品。

【规格】丸剂：（1）大蜜丸，每丸重9g；（2）浓缩丸，每8丸相当于原生药3g；（3）水蜜丸，每袋装6g；（4）浓缩丸，每瓶装 60g。

颗粒剂：每袋装（1）3.5g，（2）8g。

胶囊：每粒装 0.4g。

片剂：每片重 450mg。

【贮藏】 密封。

【药理毒理】 八珍汤能能显著促进正常小鼠、正常大鼠的脾淋巴细胞和混合脾淋巴细胞产生集落刺激因子，显著提高血虚大鼠脾淋巴细胞和混合脾淋巴细胞分泌 CSFs 的水平，明显促进正常小鼠肺条件培养液中 CSFs 的生成。能显著提高正常小鼠和大鼠的血清 EPO 水平[1]。

【参考文献】

[1] 高依卿，陈玉春，王碧英. 八珍汤对粒系、单核系细胞养血补血作用机理的研究 [J]. 中医研究，2000，13（2）：22.

当归补血丸（颗粒、胶囊、口服液）

【处方】 当归、熟地黄、川芎、党参、白芍、甘草、黄芪。辅料：糊精、蔗糖。

【功能与主治】 补养气血。用于身体虚弱，气血两亏。

【用法与用量】

丸剂：口服。一次 1 丸，一日 2 次。

颗粒剂：口服。一次 10g，一日 2 ~ 3 次。

胶囊：口服。一次 5 粒，一日 2 次。

口服液：口服。一次 10ml，一日 2 次。

【注意事项】

1. 忌油腻食物。

2．高血压患者慎用。

3．该药品宜饭前服用。

4．月经提前量多，色深红或经前、经期腹痛拒按，乳房胀痛者不宜服用。

【规格】

丸剂：大蜜丸，每丸重 9g。

颗粒剂：每袋装 10g。

胶囊：每粒装 0.4g，每瓶 60 粒。

口服液：每支装 10ml。

【贮藏】密封。

人参养荣丸

【处方】人参、白术（土炒）、茯苓、炙甘草、当归、熟地黄、白芍（麸炒）、炙黄芪、陈皮、远志（制）、肉桂、五味子（酒蒸）、鲜姜、大枣。

【功能与主治】温补气血。用于心脾不足，气血两亏，形瘦神疲，食少便溏，病后虚弱。

【用法与用量】口服。一次 1 丸，一日 1～2 次。

【注意事项】

1．忌不易消化食物。

2．感冒发热患者不宜服用。

【规格】每丸重 9g。

【贮藏】密封，置阴凉干燥处。

【药理毒理】毒理研究表明，人参养荣汤的最大耐受量为＞160g 生药 /kg，相当于人临床每天口服用量的 76.2 倍[1]。

【参考文献】

[1] 陈衍智，林飞，李萍萍．人参养荣汤的急性毒性及抗疲乏抗应激的研究 [J].中国实验方剂学杂志，2011，17（8）：225－229.

附二

治疗过敏性紫癜的常用中成药简表

证型	药物名称	功能	主治病证	用法用量	备注
风热伤络证	银翘解毒丸（片、颗粒、胶囊、软胶囊）	疏风解表，清热解毒。	用于风热感冒，症见发热头痛、咳嗽口干、咽喉疼痛。	丸剂：规格（1）浓缩蜜丸，规格（2）大蜜丸，用芦根汤或温开水送服。一次1丸，一日2～3次。规格（3）浓缩丸，口服。一次0.7～0.8g，一日3次。片剂：口服。规格（1）、（2）、（3）一次4片，一日2～3次。颗粒剂：开水冲服。规格（1）一次5g，规格（2）一次15g，一日3次；重症者加服1次。胶囊：口服。一次4粒，一日2～3次。软胶囊：口服。一次2粒，一日3次。	医保，基药，药典
	银黄口服液（颗粒、胶囊、片）	清热疏风，利咽解毒。	用于外感风热、肺胃热盛所致的咽干、咽痛、喉核肿大、口渴、发热；急慢性扁桃体炎、急慢性咽炎、上呼吸道感染见上述证候者。	口服液：口服。一次10～20ml，一日3次；小儿酌减。颗粒剂：开水冲服。规格（1）、（2）一次1～2袋，一日2次。胶囊：口服。一次2～4粒，一日4次。片剂：口服。一次2～4片，一日4次。	口服液：医保，基药，药典 颗粒、胶囊、片剂：医保，基药

续表

证型	药物名称	功能	主治病证	用法用量	备注
风热伤络证	牛黄上清丸（片、胶囊）	清热泻火，散风止痛。	用于热毒内盛、风火上攻所致的头痛眩晕、目赤耳鸣、咽喉肿痛、口舌生疮、牙龈肿痛、大便燥结。	丸剂：口服。规格（1）大蜜丸，一次1丸；规格（2）水丸，一次3g；规格（3）水蜜丸，一次4g，一日2次。胶囊：口服。一次3粒，一日2次。片剂：口服。规格（1）、（2）、（3）一次4片，一日2次。	片剂：医保，基药 丸剂、胶囊：医保，基药，药典
血热妄行证	十灰丸（散）	凉血止血。	用于吐血、衄血、血崩及一切出血不止诸证。	丸剂：口服。一次3～9g，一日1～2次。或遵医嘱。散剂：温开水冲服。一次3～9g，一日1～2次。	丸剂：医保 散剂：医保，药典
	裸花紫珠片（颗粒、胶囊）	消炎，解毒，收敛，止血。	用于细菌感染引起的炎症，急性传染性肝炎，呼吸道和消化道出血。	片剂：口服。一次3～5片，一日3～4次。颗粒剂：开水冲服。一次1袋，一日3～4次。胶囊：口服。一次3～5粒，一日3～4次。	片剂：医保，药典 颗粒剂、胶囊：医保
	致康胶囊	清热凉血，化瘀止血。	用于呕血、崩漏及便血等。	口服。一次2～4粒，一日3次。或遵医嘱。	医保
	紫地宁血散	清热凉血，收敛止血。	用于治疗胃及十二指肠溃疡或胃炎引起的吐血，便血，属胃中积热型者。	口服。一次8g，一日3～4次。	医保
	荷叶丸	凉血止血。	用于咯血、衄血、尿血、便血、崩漏。	口服。一次1丸，一日2～3次。	医保，药典
阴虚火旺证	大补阴丸	滋阴降火。	用于阴虚火旺，潮热盗汗，咳嗽，耳鸣遗精。	口服。一次6g，一日2～3次。	医保，药典

证型	药物名称	功能	主治病证	用法用量	备注
阴虚火旺证	知柏地黄丸（颗粒、胶囊、片）	滋阴降火。	用于阴虚火旺，潮热盗汗，口干咽痛，耳鸣遗精，小便短赤。	丸剂：口服。规格（1）大蜜丸，一次1丸，一日2次；规格（2）、（6）浓缩丸，一次8丸，一日3次；规格（3）、（5）水蜜丸，一次6g，一日2次；规格（4）小蜜丸，一次9g，一日2次。颗粒剂：口服。一次8g，一日2次。胶囊：口服。一次6g，一日2次。片剂：口服。一次6片，一日4次。	丸剂：医保，基药颗粒剂：医保胶囊：医保片剂：医保
	保济丸（口服液）	解表，祛湿，和中。	用于暑湿感冒，症见发热头痛、腹痛腹泻、恶心呕吐、肠胃不适；亦可用于晕车晕船。	丸剂：口服。规格（1）、（2）一次1.85～3.7g，一日3次。口服液：口服。一次10～20ml，一日3次；儿童酌减。	丸剂：医保，基药，药典口服液：基药
	二至丸	补益肝肾，滋阴止血。	用于肝肾阴虚，眩晕耳鸣，咽干鼻燥，腰膝酸痛，月经量多。	口服。一次20粒，一日1～2次。	医保，药典
气不摄血证	归脾丸（颗粒、胶囊、片、合剂）	益气健脾，养血安神。	用于心脾两虚，气短心悸，失眠多梦，头晕头昏，肢倦乏力，食欲不振，崩漏便血。	丸剂：用温开水或生姜汤送服。规格（1）大蜜丸，一次1丸；规格（2）浓缩丸，一次8～10丸；规格（3）水蜜丸，一次6g；规格（4）、（5）、（6）小蜜丸，一次9g，一日3次。颗粒剂：开水冲服。一次1袋，一日3次。胶囊：口服。一次4粒，一日3次，4周为一疗程。片剂：口服。一次4～5片，	丸剂：基药，医保颗粒剂：医保胶囊：医保片剂：医保合剂：基药，医保

证型	药物名称	功能	主治病证	用法用量	备注
气不摄血证				一日3次。 合剂：口服。规格（1）、（2）一次10~20ml，一日3次，用时摇匀。	
	八珍丸（颗粒、胶囊、片）	补气益血。	用于气血两虚，面色萎黄，食欲不振，四肢乏力，月经过多。	丸剂：口服。规格（1）大蜜丸，一次1丸，一日2次。规格（2）、（4）浓缩丸，一次8丸，一日3次。规格（3）水蜜丸，一次6g，一日2次。 颗粒剂：开水冲服。规格（1）、（2）一次1袋，一日2次。 胶囊：口服。一次3粒，一日2次。	丸剂：医保，基药，药典 颗粒剂、胶囊：医保，基药 片剂：医保
	当归补血丸（颗粒、胶囊、口服液）	补养气血。	用于身体虚弱，气血两亏。	丸剂：口服。一次1丸，一日2次。 颗粒剂：口服。一次10g，一日2~3次。 胶囊：口服。一次5粒，一日2次。 口服液：口服。一次10ml，一日2次。	医保
	人参养荣丸	温补气血。	用于心脾不足，气血两亏，形瘦神疲，食少便溏，病后虚弱。	口服。一次1丸，一日1~2次。	医保，药典

免疫性血小板减少性紫癜

免疫性血小板减少性紫癜（immune thrombocytopenic purpura，ITP），或称特发性血小板减少性紫癜（idiopathic thrombocytopenic purpura，ITP）是临床上常见的一种出血性疾病。常因患者外周血中存在拮抗血小板的自身抗体，引起免疫性血小板破坏增多而发病，故而得名。其特点为血小板寿命缩短，骨髓巨核细胞正常或增多，伴成熟障碍。

根据最新的流行病学调查，该病年发病率为 5 ~ 10/10 万人。该病可发生于任何年龄段，儿童与成人、男性与女性发病率均相近，仅育龄女性患病率略多于同年龄段男性。本病分急性型和慢性型，常有反复发作倾向。临床上常表现为皮肤黏膜出血，甚或内脏出血。

ITP 的发病机制与血小板特异性自身抗体有关，结合了自体抗体的血小板通过与单核－巨噬细胞表面的 Fc 受体结合，而易被吞噬破坏。在一些难治性 ITP，抗血小板抗体对巨核细胞分化抑制作用可影响血小板的生成。ITP 患者血小板生存期明显缩短至 2 ~ 3 天甚或数分钟，血小板生存期缩短的主要原因是脾对包裹抗体的血小板的破坏。急性型多见于儿童，发病急，发病前 1 ~ 3 周常有感染病史，病程不超过半年，有自限性。慢性型常见于成年人，感染可加重病情，迁延反复，病程较长。ITP 的出血常常是紫癜性，表现为皮肤黏膜瘀点、瘀斑。紫癜通常分布不均。出血多位于血液淤滞部位或负重区域的皮肤，如手臂脉带以下的皮肤，机体负重部位，如踝关节周围皮肤，以及易于受压部位，包括腰带及袜子受压部位的皮肤。皮损压之不褪色。黏膜出血包括鼻出血、牙龈出血、口腔黏膜出血以及血尿；女性患者可以月经增多为唯一表现。严重的血小板减少可导致颅内出血，但发生率＜1%。一般不伴有贫血，除非有明显的大量出血，ITP患者一般无脾大。实验室检查：外周血血小板数目明显减少。出血时间延长，束臂试验阳性，而凝血机制及纤溶机制检查正常。骨髓巨核细胞数目增多或正常；巨核细胞成熟障碍。需排除其他原因引起的血小板减少症。

现代医学临床结合患者的年龄，血小板减少的程度，出血的程度及预期的自然病情予以综合考虑。首选糖皮质激素治疗，亦可选用免疫抑制剂治疗。病情危重可静脉输注免疫球蛋白、血小板治疗，甚至紧急脾切除。

本病属于中医"血证"、"紫癜病"（hemorrhage）范畴。

紫癜病可见肌衄、鼻衄、齿衄、便血、尿血、崩漏等各种"血证"，还可以见到急性发作期出现的皮肤紫癜、出血点、瘀斑，以及脑出血引起的"中风"等临床表现。本病易虚实并存，"虚"常见有阴虚、气虚、脾肾阳虚；"实"常见热和瘀，偶可夹湿。

一、中医病因病机分析及常见证型

中医学认为血证是由于外感六淫、酒食不节、情致过极、劳倦过度以及大病久病之后等引起血液不循经脉运行，溢于脉外导致出血，其共同的病机可以归纳为火热熏灼、迫血妄行及气虚不摄、血溢脉外两类。

由于受邪不同，血证的常见证型有热迫血行证、瘀血阻络证、阴虚火旺证、气不摄血证、脾肾阳虚证、肝肾阴虚证的不同。

二、辨证选择中成药

1. 热迫血行证

【临床表现】病程短，起病急骤，壮热口渴，烦燥不宁，出血倾向重，大片紫癜，色深，常伴鼻衄、齿衄、便血、妇女月经过多等，咽干口燥，喜冷，大便干结，小便短赤，无气、血、阴、阳虚损见症，常可见畏寒，发热，咽痛等外感症状。舌质红绛，苔黄燥，脉浮数或滑数。

【辨证要点】起病急，出血重，咽干口燥，喜冷，大便干结，小便短赤，舌质红绛，苔黄燥，脉浮数或滑数。

【病机简析】火热亢盛，损伤脉络，迫血妄行，血不归经，溢于脉外，上溢于口鼻下泻于二阴，则出现鼻衄、齿衄、便血、尿血、妇女月经过多、紫癜等症状。

【治法】清热解毒，凉血化斑。

【辨证选药】可选用升血小板胶囊、荷叶丸、裸花紫珠颗粒（胶囊、片）、江南卷柏片、血康胶囊（口服液）、紫地宁血散、槐角丸、断血流颗粒（胶囊、片、口服液）、十灰丸（散）、金薯叶止血合剂。

此类中成药多由仙鹤草、荷叶、藕节、大小蓟、白茅根、丹皮、连翘等清热凉血止血药组成，可配伍三七粉、云南白药，如有脑出血可配伍安宫牛黄丸。

2. 瘀血阻络证

【临床表现】 紫斑色紫而黯，腹痛有积块，毛发枯黄无泽，面色黧黑，或伴有胸闷胁痛，舌质紫黯，有瘀点，脉弦或涩。

【辨证要点】 紫斑色紫而黯，面色黧黑，或伴有胸闷胁痛，舌质紫黯，有瘀点，脉弦或涩。

【病机简析】 离经之血，久而瘀之，瘀血阻络，气机不畅，故见胸闷胁痛，舌紫黯，有瘀点，脉弦涩均为瘀血阻络之象。

【治法】 化瘀通络，活血止血。

【辨证选药】 可选用四物膏（颗粒、胶囊、片）、茜芷胶囊、云南白药（胶囊、膏、酊、气雾剂）、三七胶囊（片）、致康胶囊、维血宁颗粒。

此类中成药多由三七、茜草、白芷、大黄、川芎、生地、当归等药物组成，有良好的活血化瘀止血作用。

3. 阴虚火旺证

【临床表现】 起病缓慢，病程长，皮下瘀斑，时轻时重，呈散在分布，色红，或有鼻衄、齿衄，伴头晕耳鸣，身倦乏力，心烦不宁，手足心热，五心烦热，或有潮热盗汗，口渴不欲饮，舌质红，无苔或花剥，脉细数。

【辨证要点】 出血色红，手足心热，或有潮热盗汗，口渴不欲饮，舌红少苔，脉细数。

【病机简析】 阴虚火旺，虚火上炎，血随火动，故出现齿衄。虚火损伤肌肤脉络，出现皮肤紫癜、瘀斑。肾阴不足，水不涵木，相火扰动，清窍不利则头晕目眩。阴虚阳亢，则颧红，潮热盗汗，手足心热。肾水不足，不能上济心火，心火被扰则心烦不宁。阴液不足则口渴。腰为肾之外府，耳为肾窍，肾阴不足，故耳鸣。

舌红少苔，脉细数为阴虚火旺之舌脉改变。

【治法】滋阴降火，凉血宁络。

【辨证选药】可选用大补阴丸、知柏地黄丸（颗粒、胶囊、片）、左归丸。

此类中成药以知母、黄柏、龟板，牡丹皮、茯苓、泽泻、山药、熟地黄、山茱萸等药滋阴降火，凉血止血，滋阴补血，益精填髓，共奏滋阴降火，凉血宁络之功效。

4. 气不摄血证

【临床表现】起病缓慢，紫斑色暗淡，多散在出现，时隐时现，反复发作，过劳则加重，精神萎靡，面色无华，头晕心悸，四肢倦怠，胃纳欠佳，腹胀便溏，或有便血，舌质淡，苔薄白，脉细弱。

【辨证要点】紫斑色暗淡，面色无华，头晕心悸，神疲乏力，腹胀便溏。

【病机简析】气虚不能摄血，脾虚不能统血，以致血溢脉外，而为紫癜，气虚日久，出血反复出现，经久不愈。脾虚运化无权则食欲不振，生化气血不足则神疲乏力，面色苍白无华。气血不足不能上荣清窍故头晕目眩，心失所养故心悸气短。舌质淡，苔薄白，脉细弱，为气血不足之象。

【治法】健脾益气，养血摄血。

【辨证选药】可选用人参归脾丸、乌鸡白凤丸（片、胶囊）、归脾丸（合剂、颗粒、胶囊、片）、补中益气丸（颗粒、片、口服液）、益血生胶囊。

该证型气血不足，用健脾益气药物人参、茯苓、白术、甘草的同时，配伍阿胶养血止血。

5. 脾肾阳虚证

【临床表现】病程长，起病徐缓，紫癜时隐时现，月经后延，齿衄多见，出血量少，色浅而渗血不止，伴头晕乏力，心悸气短，自汗，畏寒怕冷，还可见腹胀、便溏、浮肿、腰酸等阳虚表现。面色㿠白，舌淡胖，有齿痕，脉沉迟。

【辨证要点】病程长，反复出血，乏力，畏寒怕冷，腰酸，舌淡胖，脉沉迟。

【病机简析】久病伤及脾肾，脾肾两脏阳气虚衰，温煦、运化、固摄作用减弱则腹泻腹胀便溏。水谷运化不利，髓海失养，故头晕乏力。阳气虚，阴寒内盛，则畏寒肢冷，小腹冷痛，面色㿠白；肾阳虚，膀胱气化失司，则腰膝酸软，小便不利；阳气虚，水气泛滥，则面目肢体浮肿；舌淡胖，苔白滑，脉沉迟，为阳虚阴盛之象。

【治法】温补脾肾，填精补血。

【辨证选药】可选用金匮肾气丸（片）、右归丸（胶囊）、补中益气丸（颗粒、片、口服液）、附子理中丸（片）。

此类中成药常以地黄、山药、山茱萸、桂枝、附子、枸杞、鹿角胶、菟丝子、杜仲、当归、肉桂等温补脾肾，茯苓、泽泻燥湿健脾，和中止泻；党参、黄芪补气，加强温化固摄作用。

6. 肝肾阴虚证

【临床表现】病程长，缓解与发作交替出现，发作时病势较急。紫癜暗红色，下肢多见。经期提前，量多暗红，鼻衄、齿衄、便血、尿血出血量多，可伴手足心热、盗汗、口干、便干、头晕目眩、耳鸣、腰酸、腿软、梦遗、急躁、多梦等。舌红绛少苔或光苔，脉细数或弦细数。

【辨证要点】病程长，出血色暗红，手足心热，盗汗，头晕目眩，腰酸腿软。

【病机简析】肝肾阴液俱虚，形体官窍失于濡养，且阴不制阳，虚火伤及脉络，出现出血，虚火内扰，故急躁心烦，手足心热，盗汗；阴虚清窍失养，故头晕目眩。腰为肾之外府，肾阴虚，故腰酸腿软耳鸣；髓海不充，则头晕乏力多梦，封藏不固，故梦遗。

【治法】滋阴清热，凉血止血。

【辨证选药】可选用知柏地黄丸（颗粒、胶囊、片）、杞菊地黄丸（片、胶囊）、二至丸、大补阴丸、左归丸。

此类中成药常选用知母、黄柏、熟地黄、山药、山茱萸、茯苓、女贞子、旱莲草等补益肝肾，滋阴清热，凉血止血；熟地黄、山药、山茱萸、茯苓、女贞子、旱莲草补益脾肾；知母、黄柏清热除烦。

三、用药注意

临床选药必须以辨证论治的思想为指导，针对不同证型，选择与其相对证的药物，才能收到较为满意的疗效。另外，应随时注意监测患者的血常规及出血情况，若出现病情加重，用药务必咨询医师。如正在服用其他药品，应当告知医师或药师。还需避风寒，饮食宜清淡，切忌辛辣、肥甘、油腻食物，以防影响药效的发挥。药品贮藏宜得当，存于阴凉干燥处，药品性状发生改变禁止服用。药品必须妥善保管，放在儿童不能接触的地方，以防发生意外。儿童若需用药，务请咨询医师，并必须在成人的监护下使用。对于具体药品的饮食禁忌、配伍禁忌、妊娠禁忌、证候禁忌、病证禁忌、特殊体质禁忌、特殊人群禁忌等，各药品具体内容中均有详细介绍，用药前务必仔细阅读。

附一

常用治疗 ITP 的中成药药品介绍

（一）热迫血行证常用中成药品种

升血小板胶囊

【处方】青黛、连翘、仙鹤草、牡丹皮、甘草。

【功能与主治】清热解毒，凉血止血，散瘀消斑。用于免疫性血小板减少性紫癜，症见全身瘀点或瘀斑，发热烦渴，小便短赤，大便秘结，或见鼻衄、齿衄，舌红苔黄，脉滑数或弦数。

【用法与用量】口服。一次 4 粒，一日 3 次。

【禁忌】孕妇忌服。

【注意事项】

1. 骨髓巨核细胞减少型的血小板减少症及白细胞减少者慎用。

2. 定期复查血象。

【规格】每粒装 0.45g。

【贮藏】密封。

【临床报道】

1. 125 例成人慢性 ITP 患者根据血小板计数分为血小板计数 $< 50 \times 10^9 \cdot L^{-1}$ 及血小板计数 $\geq 50 \times 10^9 \cdot L^{-1}$ 两大组。血小板计

数 $< 50 \times 10^9 \cdot L^{-1}$ 患者 85 例，按入院顺序随机分为治疗组与对照组。治疗组给予升血小板胶囊 4 粒，tid，泼尼松 $1 mg \cdot kg^{-1} \cdot d^{-1}$，po，对照组给予泼尼松治疗。血小板 $\geq 50 \times 10^9 \cdot L^{-1}$、无明显出血征象者 40 例，按入院顺序随机分为单纯中药治疗组与观察组。单纯中药治疗组给予升血小板胶囊 4 粒，tid，观察组未用任何药物治疗，定期复查血常规。结果治疗组总有效率（93.0%），对照组（76.2%）（χ^2=5.02，$P < 0.05$），治疗组 2 年内复发率（18.6%），对照组（40.5%）（χ^2=7.48，$P < 0.01$）。单纯予升血小板胶囊治疗慢性 ITP 也有明显疗效[1]。

2. 100 例 ITP 患儿按加用/不加升血小板胶囊随机分为治疗组和对照组。结果加用升血小板胶囊治疗组总有效率为 92% 明显高于对照组总有效率 76%（$P < 0.05$），且血小板恢复时间短于对照组（$P < 0.01$），治疗组激素减撤较对照组快、疗效佳（$P < 0.05$）。观察治疗组血清 PAIgG 经治疗后大多恢复正常，口服升血小板胶囊后，无明显毒副作用[2]。

3. 大量激素冲击后，升血小板胶囊和维血宁维持治疗，效果与强的松治疗相同。疗效分别为 87.5%，86.67%，81.25%，差异无统计学意义[3]。

【参考文献】

[1] 王吉如. 升血小板胶囊联合泼尼松治疗成人慢性特发性血小板减少性紫癜 [J]. 医药导报，2010，31（4）：440-441.

[2] 王易，季正华. 中西医结合治疗儿童特发性血小板减少性紫癜临床观察 [J]. 中国血液流变学杂志，2006，16（4）：563-564.

[3] 叶佳鑫. 中成药维持治疗特发性血小板减少性紫癜 31 例 [J]. 浙江中医杂志，2011，46（6）：425.

荷叶丸

【处方】荷叶、藕节、大蓟（炭）、小蓟（炭）、白茅根（炭）、棕榈（炭）、栀子（焦）、知母、黄芩（炭）、地黄（炭）、玄参、当归、白芍、香墨。

【功能与主治】凉血止血。用于血热所致的鼻衄，咳血，尿血，便血，崩漏。

【用法与用量】口服。一次1丸，一日2～3次；小儿酌减。

【禁忌】面色无华，乏力气短，腹部冷痛，四肢不温者忌用。

【注意事项】

1．荷叶炭能吸附酶类制剂，而使其疗效降低，故不宜与酶类消化药合用，如胃蛋白酶、多酶片及胰酶等西药。

2．本品不宜与附子、肉桂等温热药同服。

3．服药期间，饮食宜选清淡，忌食辛辣之品，以免动血以加重病情。

4．体弱、儿童及年迈者慎服。

5．寒凉之品不宜久服。

6．服用前应除去蜡皮、塑料球壳。

【规格】每丸重9g。

【贮藏】密闭，防潮。

裸花紫珠颗粒（胶囊、片）

【处方】裸花紫珠浸膏。

【功能与主治】清热解毒，收敛止血。用于血热所致的鼻衄、咳血、吐血、崩漏下血，呼吸道、消化道出血，子宫功能性出血，人流后出血见上述证候者及细菌感染性炎症。

【用法与用量】

颗粒剂：开水冲服。一次1袋，一日3～4次。

胶囊：口服。一次2～3粒，一日3～4次

片剂：口服。一次3～5片，一日3～4次。

【注意事项】

1．本品寒凉，胃部冷痛，大便稀溏的脾胃虚寒者慎用。

2．服药期间，饮食宜选清淡易消化之品，忌食辛辣、油腻之品，以免加重病情。

【规格】

颗粒剂：每袋装3g（含干浸膏0.8g）。

胶囊：每粒装0.4g（含干浸膏0.3g）。

片剂：每片含干浸膏0.2g。

【贮藏】 密封。

【药理毒理】 动物实验证明裸花紫珠具有抗炎、止血作用。

·**止血** 裸花紫珠总黄酮能抑制二甲苯所致小鼠耳郭肿胀，能明显缩短小鼠断尾出血时间和凝血时间[1]。

·**抗炎、提高免疫** 裸花紫珠能明显抑制二甲苯所致的小鼠耳郭肿胀和角叉菜胶所致的大鼠足跖肿胀，表明其具有良好的抗炎作用；裸花紫珠能增加小鼠碳粒廓清指数，表明其可增强机体免疫能力[2]。

【参考文献】

[1] 梁季军，徐凯，李留法，等.裸花紫珠总黄酮的抗炎、止血作用研究 [J].现代中西医结合杂志，2009，18（26）：3161-3162.

[2] 陈颖，杨国才.裸花紫珠抗炎作用及增强免疫功能的实验

研究 [J]. 广东微量元素科学杂志，2006，13（8）：39-42.

江南卷柏片

【处方】 江南卷柏。

【功能与主治】 清热凉血。适用于血热妄行所致的皮下紫斑，症见皮肤出现散在青紫斑点或斑块，舌红，苔黄，脉数等；原发性血小板减少性紫癜见上述血热证候者。

【用法与用量】 口服。一次5～6片，一日3次。

【禁忌】 虚寒证出血者以及孕妇忌用。

【注意事项】

1．服药期间饮食宜选清淡易消化之品，忌食辛辣油腻之品，以免加重病情。

2．本药苦寒、易伤正气，体弱年迈者慎服。

【规格】 每片重0.34g。

【贮藏】 密封。

【药理毒理】 经药效学实验初步证明本品具有止血，升高血小板；促进血小板聚集和调节免疫机能作用。

·止血 研究江南卷柏对血小板功能的影响。对家兔分别于灌胃给药前和连续给药8天后，测定家兔血小板聚集性。结果显示江南卷柏干膏和片剂都能加强ADP诱导的血小板聚集。提示江南卷柏能增强家兔血小板聚集功能[1]。

·调节免疫 江南卷柏能显著降低小鼠血清IgG的含量，并能减轻小鼠胸腺重量。此外，江南卷柏能显著抑制小鼠特异性CRBC抗体（IgM和IgG两型溶血素）的产生。江南卷柏能显著升高小鼠血清补体C3的含量，但能降低循环免疫复合物（CIC）

的含量。这些免疫药理作用为开发江南卷柏治疗免疫性疾病提供了主要药效学依据[2]。

【临床报道】

1. 将ITP患者48例分为治疗组与对照组各24例，治疗组在口服泼尼松的同时，口服江南卷柏片，疗程1～2月；并静脉给予长春新碱共4～6次；对照组给予口服泼尼松，重症患者同时静脉给予丙种球蛋白治疗。结果：总有效率治疗组为75.0%，对照组为45.8%，治疗组优于对照组（$P < 0.05$）；且治疗组治疗后2周与4周的血小板计数均优于对照组（$P < 0.05$）[3]。

2. 将46例ITP患者随机分为两组。对照组23例，予以地塞米松1.5mg/（kg·日），连用5天后改强的松每日1.0mg/kg，顿服，总疗程4～6周；治疗组23例，在对照组基础上加用江南卷柏片口服，5～6片/次，3次/日，治疗1个月。结果：治疗组与对照组比较，治疗组血小板上升速度明显高于对照组，两者比较有显著性差异（$P < 0.01$）[4]。

【参考文献】

[1] 邓祥坚，黄侃，黄志刚.江南卷柏对家兔血小板聚集的影响[J].广州医药，2001，32（2）：54-55.

[2] 林培英，潘竞锵，肖柳英，等.江南卷柏的免疫药理作用[J].中药材，1992，15（11）：36-38.

[3] 吴攀，郑敏翠，李婉丽，等.江南卷柏片联合西药治疗儿童慢性特发性血小板减少性紫癜临床观察[J].中医药导报，2009，15（12）：31-32.

[4] 殷平玲.中西医结合治疗特发性血小板减少性紫癜23例疗效观察[J].中国社区医师·医学专业，2010，12（11）：120.

血康胶囊（口服液）

【处方】 肿节风。

【功能与主治】 活血化瘀，消肿散结，凉血止血。用于血热妄行，皮肤紫斑；原发性及继发性血小板减少性紫癜。

【用法与用量】

胶囊：口服。一次 1～2 粒，一日 3～4 次；小儿酌减，可连服 1 个月。

口服液：口服。一次 10ml，一日 3 次。

【禁忌】 孕妇禁用。

【不良反应】 尚不明确。

【规格】

胶囊：每粒装 0.35g。

口服液：每支装 10ml。

【贮藏】 密封。

【药理毒理】 动物实验研究结果显示，血康胶囊可显著增加环磷酰胺、阿糖胞苷引起的血小板减少，并能减少凝血时间和凝血酶原时间。血康胶囊能对环磷酰胺和阿糖胞苷引起的小鼠白细胞及血小板下降有明显的对抗作用[1]。血康口服液能显著提升 ITP 小鼠外周血血小板数，促进巨核细胞向成熟方向分化效应，改善脾脏组织病理学变化[2]。

【临床报道】 将 52 例 ITP 患者分成轻中重三组，给予血康胶囊治疗 1 月，进行疗效评价，总有效率分别为 100%、90%、85%[3]。

【参考文献】

[1] 王安行. 血康胶囊升血小板和白细胞作用的实验研究 [J].

浙江中西医结合杂志，1998，8（3）：144-145.

[2] 葛卫红，郭建友，石森林，等. 血康口服液对小鼠血小板减少性紫癜模型的作用机理探讨 [J]. 中国实验方剂学杂志，2007，13（3）：47-50.

[3] 江爱兰，周华锦. 血康胶囊治疗血小板减少性紫癜52例 [J]. 实用中西医结合临床，2003，3（4）：43-44.

紫地宁血散

【处方】大叶紫珠、地菍。

【功能与主治】清热凉血，收敛止血。用于治疗胃及十二指肠溃疡或胃炎引起的吐血，便血，属胃中积热者。

【用法与用量】口服。一次 8g，一日 3～4 次。

【注意事项】不明确。

【规格】每瓶装 4g，每盒装 6 瓶。

【贮藏】密封。

槐角丸

【处方】槐角（炒）、地榆炭、黄芩、炒枳壳、当归、防风。

【功能与主治】清肠疏风，凉血止血。用于血热所致的肠风便血，痔疮肿痛。

【用法与用量】口服。规格（1）大蜜丸，一次 1 丸；规格（2）水蜜丸，一次 6g；规格（3）小蜜丸，一次 9g，一日 2 次。

【禁忌】对该药品过敏者禁用。

【不良反应】部分患者服药后可有轻度腹泻。

【注意事项】

1. 忌烟酒及辛辣、油腻、刺激性食物。

2. 保持大便通畅。

3. 儿童、孕妇、哺乳期妇女、年老体弱及脾虚便溏者应在医师指导下服用。

4. 有高血压、心脏病、肝病、糖尿病、肾病等慢性病严重者应在医师指导下服用。

5. 内痔出血过多或原因不明的便血应去医院就诊。

【规格】（1）每丸重9g,（2）每袋装6g,（3）每袋装9g。

【贮藏】密封。

断血流颗粒（胶囊、片、口服液）

【处方】断血流。

【功能与主治】凉血止血。用于功能性子宫出血，月经过多，产后出血，子宫肌瘤出血，尿血，便血，吐血，咯血，鼻衄，单纯性紫癜，原发性血小板减少性紫癜等。

【用法与用量】

颗粒剂：开水冲服。一次10g，一日3次。

胶囊：口服。一次3~6粒，一日3次。

片剂：口服。一次3~6片，一日3次。

口服液：口服。一次10ml，一日3次。

【禁忌】对该药品过敏者禁用。

【注意事项】

1. 忌烟酒及辛辣、油腻、刺激性食物。

2. 保持大便通畅。

3．内痔出血过多或原因不明的便血应去医院就诊。

【规格】

颗粒剂：每袋装 10g。

胶囊：每粒装 0.35g。

片剂：薄膜衣，每片重 0.35g。

口服液：每支装 10ml。

【贮藏】密封。

十灰丸（散）

【处方】大蓟（炒炭）、小蓟（炒炭）、茜草（炒炭）、栀子（炒炭）、牡丹皮（炒炭）、棕榈（煅炭）、侧柏叶（炒炭）、白茅根（炒炭）、大黄（炒炭）、荷叶（煅炭）。

【功能与主治】凉血止血。吐血、衄血、血崩及一切出血不止诸证。

【用法与用量】

丸剂：口服。一次 3～9g，一日 1～2 次。

散剂：温开水冲服。一次 3～9g，一日 1～2 次。

【禁忌】若出血属于虚寒者忌用。

【注意事项】忌烟酒及辛辣食物。

【规格】

丸剂：水丸，每 30 丸重 1g。

散剂：每瓶装 3g。

【贮藏】密封，防潮。

【药理毒理】动物实验证明十灰散具有止血作用，十灰散对小鼠、大鼠及家兔的出血时间、凝血时间、血浆复钙时间、血小板聚集均有影响。因方中各药均含有钙，大部分是以草酸钙结晶形式存在，当药物在高温作用下，能释放出可溶性钙，钙离子能促进血液凝固，缩短凝血时间，而起到止血作用。十灰散从生药到炭药均有止血、凝血作用，而炭药的止血作用尤佳。炭药可将凝血时间缩短 50%；生品与炭药均有缩短凝血酶时间和血浆复钙时间的作用[1]。

【参考文献】

[1] 崔箭.十灰散止血、凝血作用机制研究 [J].山东中医药大学学报，2004，28（6）：463-466.

金薯叶止血合剂

【处方】 番薯藤。

【功能与主治】 健脾益气，凉血止血。用于脾虚气弱兼有血热证的原发性血小板减少性紫癜和放、化疗引起的血小板减少的辅助治疗，症见乏力、气短、纳差、皮肤紫癜等。

【用法与用量】 饭前半小时服。一次 5 ~ 10ml，一日 2 ~ 3 次。

【禁忌】 尚不明确。

【注意事项】 若有沉淀，请摇匀服用。

【规格】 每支装 10ml。

【贮藏】 密封，避光阴凉处。

【药理毒理】 调节免疫力，强化毛细血管渗透性，双向调节血管通透性，增强巨噬细胞的吞噬能力，促进巨核细胞恢复和血小板形成及功能恢复。给 ITP 小鼠模型金薯叶止血合剂后，PLT 明显增高、巨核细胞数减少、产板巨核细胞比例明显增高，CD8+CD4-和 CD4+CD8+ 细胞比例明显降低，CD4+/CD8+ 比值升高。结论：金薯叶止血合剂能提升 ITP 模型小鼠 PLT 数，提高产板巨核细胞比例，改善 T 淋巴细胞的失衡，达到治疗 ITP 的作用[1]。

【临床报道】金薯叶止血合剂治疗 ITP 患者 80 例，其中显效 25 例，良效 18 例，进步 30 例，无效 7 例，总有效率 91.25%。治疗安全有效[2]。

【参考文献】

[1] 许勇钢，杨晓红，王洪志，等.金薯叶止血合剂对 ITP 模型动物的治疗作用 [J].中国中医基础医学杂志，2006，12（9）：674-677.

[2] 陈世伦，戴红.金薯叶止血合剂（旋甘口服液）用于特发性血小板减少性紫癜的疗效观察.第八届全国中西医结合血液病学术会议论文集，2007.

（二）瘀血阻络证常用中成药品种

四物膏（颗粒、胶囊、片）

【处方】当归、川芎、白芍、熟地黄。

【功能与主治】调经养血。用于血虚所致的月经量少，色淡，头晕乏力。

【用法与用量】

膏剂：口服。一次 14～21g，一日 3 次。

颗粒剂：温开水冲服。一次 5g，一日 3 次。

胶囊：口服。一次 4～6 粒，一日 3 次。

片剂：口服。一次 4～6 片，一日 3 次。

【禁忌】孕妇禁用，糖尿病患者禁服。

【注意事项】

1．忌食辛辣、生冷食物。

2．经行有块，伴腹痛拒按或胸胁胀痛者，不宜选用。

3．平素月经正常，突然出现月经过少，或经期错后，或阴道不规则出血者应去医院就诊。

4．头晕严重者应去医院就诊。

【规格】

膏剂：每瓶装 125g。

颗粒剂：每袋装 5g。

胶囊：每粒装 0.5g。

片剂：每片重 0.5g。

【贮藏】 密封。

【药理毒理】 四物汤药物能升高血虚小鼠红细胞数、血红蛋白含量、白细胞数及骨髓有核细胞数，能显著增加血虚小鼠脾脏指数和胸腺指数 [1]。

【参考文献】

[1] 何瑶，傅超美，毛茜，等．四物汤不同提取工艺对血虚模型小鼠造血功能的影响 [J]．中国实验方剂学杂志，2012，18（12）：198-200.

茜芷胶囊

【处方】 川牛膝、三七、茜草（制）、白芷。

【功能与主治】 活血止血，祛瘀生新，消肿止痛。用于气滞血瘀所致的子宫出血过多，时间延长，淋漓不止，小腹疼痛；药物流产后子宫出血量多见上述证候者。

【用法与用量】饭后温开水送服。一次5粒，一日3次，连服9日为一个疗程；或遵医嘱。

【禁忌】孕妇禁忌。

【不良反应】个别患者出现荨麻疹、心慌、胸闷、头晕等，停药后很快消失。

【注意事项】

1. 大出血者注意综合治疗。

2. 服药期间忌食辛辣、油腻食物。

【规格】每粒装0.4g。

【贮藏】密封，置阴凉干燥处。

云南白药（胶囊、膏、酊、气雾剂）

【处方】三七、重楼、独定干、披麻节、冰片、麝香等多种中药组成。

【功能与主治】

胶囊：化瘀止血，活血止痛，解毒消肿。用于跌打损伤，瘀血肿痛、吐血、咳血、便血、痔血、崩漏下血、手术出血、疮疡肿毒及软组织挫伤、闭合性骨折、支气管扩张及肺结核咳血、溃疡病出血，以及皮肤感染性疾病。

膏剂：活血散瘀，消肿止痛，祛风除湿。用于跌打损伤，瘀血肿痛，风湿疼痛等症。

酊剂：活血散瘀，消肿止痛。用于跌打损伤，风湿麻木、筋骨及关节疼痛，肌肉酸痛及冻伤等症。

气雾剂：活血散瘀，消肿止痛。用于跌打损伤，瘀血肿痛，肌肉酸痛及风湿性关节疼痛等症。

【用法与用量】

胶囊：刀、枪、跌打诸伤，无论轻重，出血者用温开水送服；瘀血肿痛与未流血者用酒送服；妇科各症，用酒送服；但月经过多、红崩，用温水送服。毒疮初起，服 0.25g，另取药粉，用酒调匀，敷患处，如已化脓，只需内服。其他内出血各症均可内服。口服。一次 0.25 ~ 0.5g，一日 4 次（2 ~ 5 岁按 1/4 剂量服用；6 ~ 12 岁按 1/2 剂量服用）。凡遇较重的跌打损伤可先服保险子一粒，轻伤及其他病症不必服。

膏剂：贴患处。

酊剂：口服，常用量一次 3 ~ 5ml，一日 3 次，极量一次 10ml。外用，取适量擦揉患处，一次 3min 左右，一日 3 ~ 5 次，可止血消炎；风湿筋骨疼痛，蚊虫叮咬，一、二度冻伤可擦揉患处数分钟，一日 3 ~ 5 次。

气雾剂：外用。喷于伤患处，一日 3 ~ 5 次。

【禁忌】孕妇忌用。

【注意事项】

1．服药后 1 日内忌吃蚕豆、鱼类及酸冷食物。

2．过敏体质及有用药过敏史的患者应慎用。

3．保险子放置在标有"保险子"字样的小瓶内，使用时将上盖及下体分离即可将其取出；切勿吞服小瓶。

【规格】

胶囊：每粒装 0.25g。

膏剂：6.5cm×4cm。

酊剂：每瓶装 50ml。

气雾剂：云南白药气雾剂每瓶重（1）50g，（2）85g；云南白药气雾剂保险液每瓶重（1）30g，（2）60g，（3）100g。

【贮藏】密封，置阴凉干燥处。

【药理毒理】临床前动物实验验证本品有止血、活血化瘀、抗炎、愈伤作用。

· **止血**　无论在 ADP 或花生四烯酸诱导下，云南白药组的血小板聚集率都显著高于对照组（$P < 0.01$）；在静息条件下，CD61 及 CD62P 在膜表面的表达虽有少量增加，但与对照组相比没有显著差异（$P > 0.05$），但在 ADP 刺激条件下，给药组 CD61 及 CD62P 表达比对照组都有显著增加（$P < 0.01$）。在诱导条件下，云南白药可以促进血小板聚集及血小板膜上 CD61 及 CD62P 的表达，但不会增加静息血小板表面 CD41 及 CD62P 的表达，不会形成促血栓倾向[1]。

· **活血化瘀**　抑制大鼠静脉血栓形成，缓解高分子右旋糖酐造成大鼠微循环障碍，降低大鼠全血黏度，改善血液的血流状态，加快小鼠耳郭微循环血流速度。有一定的对抗大鼠毛细血管急性血栓形成的作用，不会出现血管内异常凝血。云南白药可提高血小板计数，缩短出血时间，对凝血酶原、纤维蛋白原、骨髓巨核细胞数无影响[2]。

【参考文献】

[1] 叶剑锋，严伟民，甘卓慧，等. 云南白药对大鼠血小板聚集及膜糖蛋白表达的影响 [J]. 中国现代应用药学，2004，21（2）：100-103.

[2] 甘欣锦，潘娟，朱萱萱. 云南白药对化疗后大鼠出凝血功能影响 [J]. 中国中医急症，2008，17（8）：1126，1128.

三七胶囊（片）

【处方】三七。

【功能与主治】散瘀止血，消肿定痛。用于外伤出血，跌扑肿痛。

【用法与用量】

胶囊：口服。一次6～8粒，一日2次。

片剂：口服。一次2～6片，一日3次。

【禁忌】肝肾功能异常者禁用。

【注意事项】

1．孕妇慎用。

2．6岁以下儿童慎用。

3．按照用法用量服用，小儿及年老体虚患者应在医师指导下服用。

【规格】

胶囊：每粒装0.3g。

片剂：每片含三七0.5g。

【贮藏】密封。

致康胶囊

【处方】大黄、黄连、三七、白芷、阿胶、龙骨（煅）、白及、没药（制）、海螵蛸、茜草、龙血竭等14味药。

【功能与主治】清热凉血，化瘀止血。用于呕血、崩漏及便血等。

【用法与用量】口服。一次2～4粒，一日3次；或遵医嘱。

【禁忌】孕妇禁服。

【注意事项】

1. 在服用致康胶囊期间，尤其用于胃及十二指肠溃疡、急慢性胃炎、溃疡性结肠炎等消化系统疾病时，饮食宜清淡，忌酒及辛辣、生冷、油腻食物。

2. 忌愤怒、忧郁，保持心情舒畅。

3. 在治疗剂量内未发现有血栓形成倾向，长时间超剂量服用应在医师指导下进行。

4. 过敏体质者慎用。

【规格】 每粒装 0.3g。

【贮藏】 密闭，置阴凉干燥处。

【药理毒理】 急性创伤患者，治疗组加服致康胶囊每次 2～4 粒，tid，于治疗前及治疗后第 7 天检测血液流变学指标。与对照组相比，治疗组全血低切黏度、全血高切黏度、血浆黏度、红细胞聚集指数、血沉、红细胞变形指数于治疗后均有显著改善（$P < 0.05$ 或 < 0.01）[1]。

【参考文献】

[1] 汪洋，周有生，熊京，等. 致康胶囊对急性创伤患者血液流变学的影响 [J]. 医药导报，2004，23（3）：158-159.

维血宁颗粒

【处方】 虎杖、白芍、仙鹤草、地黄、鸡血藤、熟地黄、墨旱莲、太子参。

【功能与主治】 补血活血，清热凉血。用于血小板、白细胞减少症，并可作一般性贫血的补血健身剂。

【用法与用量】 开水冲服。一次 1 袋，一日 3 次；或遵医嘱。

【禁忌】 孕妇禁服。

【注意事项】 便溏者慎用。

【规格】 每袋装 20g。

【贮藏】 密闭，置阴凉干燥处。

【临床报道】 50 例特发性血小板减少性紫癜采用维血宁颗粒剂联合泼尼松片剂治疗，泼尼松 3～4 周后逐渐减量至 5～10mg/d 维持，2～4 个月内逐渐减量至停药，停药后缓解期单以维血宁维持治疗 3～6 个月。对照组 39 例单用泼尼松治疗（方法同前），2～6 个月停药后不再维持治疗。治疗组有效率 90%，治疗后血小板计数上升，血小板抗体下降，1 年复发率 24%，不良反应发生率 60%，与对照组比较均有显著性差异（$P < 0.05$）[1]。

【参考文献】

[1] 封蔚莹，刘忠民，钟永根. 维血宁联合泼尼松治疗特发性血小板减少性紫癜的研究 [J]. 现代中西医结合杂志，2004，13（16）：2122−2123.

（三）阴虚火旺证常用中成药品种

大补阴丸

【处方】 熟地黄、黄柏、龟甲、知母、猪脊髓。

【功能与主治】 滋阴降火。用于阴虚火旺，潮热盗汗，咳嗽，耳鸣遗精。

【用法与用量】 口服。一次 1 丸，一日 2 次。

【注意事项】

1. 忌不易消化食物。

2. 感冒发热患者不宜服用。

【规格】大蜜丸，每丸重 9g。

【贮藏】密封。

【药理毒理】大补阴丸（汤）试验血清对异常免疫机能状态下的 T、B 淋巴细胞增殖活性具有明显的免疫抑制作用，对 T 淋巴细胞分泌 IFN-γ/IL-4 活性具有一定的免疫调节作用[1]。

【参考文献】

[1] 王燕，赵毅. 大补阴丸对自身免疫病模型小鼠的免疫药理研究 [J]. 中药材，2007，30（5）：567-570.

知柏地黄丸（颗粒、胶囊、片）

【处方】知母、黄柏、熟地黄、山茱萸（制）、牡丹皮、山药、茯苓、泽泻。

【功能与主治】滋阴降火。用于阴虚火旺，潮热盗汗，口干咽痛，耳鸣遗精，小便短赤。

【用法与用量】

丸剂：口服。规格（1）大蜜丸，一次 1 丸，一日 2 次；规格（2）、（6）浓缩丸，一次 8 丸，一日 3 次；规格（3）、（5）水蜜丸，一次 6g，一日 2 次；规格（4）小蜜丸，一次 9g，一日 2 次。

颗粒剂：口服。一次 8g，一日 2 次。

胶囊：口服。一次 6g，一日 2 次。

片剂：口服。一次 6 片，一日 4 次。

【注意事项】

1. 孕妇慎服。

2．虚寒性病证患者不适用，其表现为怕冷，手足凉，喜热饮。

3．不宜和感冒类药同时服用。

4．该药品宜空腹或饭前服用，开水或淡盐水送服。

5．按照用法用量服用，小儿应在医师指导下服用。

【规格】

丸剂：（1）每丸重 9g，（2）每 10 丸重 1.7g，（3）每袋装 6g，（4）每袋装 9g，（5）每瓶装 60g，（6）每 8 丸相当于原生药 3g。

颗粒剂：每袋装 8g。

胶囊：每粒装 0.4g。

片剂：每盒装 12 片。

【贮藏】密封，置阴凉处。

左归丸

【处方】枸杞子、龟板胶、鹿角胶、牛膝、山药、山茱萸、熟地黄、菟丝子。

【功能与主治】滋肾补阴。用于真阴不足，腰酸膝软，盗汗，神疲口燥。

【用法与用量】口服。一次 9g，一日 2 次。

【禁忌】孕妇忌服，儿童禁用。

【注意事项】

1．忌油腻食物。

2．感冒患者不宜服用。

【规格】每 10 粒重 1g。

【贮藏】密封，防潮。

【药理毒理】左归丸能明显升高外周血红细胞、血红蛋白、骨髓有核细胞，能提高体外培养各系造血祖细胞的集落数，能促进骨髓 G0/G1 期细胞向 S 期细胞以及 S 期细胞向 G2/M 期细胞的转化，从而导致 G2/M 期细胞比例和增殖指数（PI）明显升高，左归丸治疗组骨髓细胞凋亡比例与模型组比较均显著下降[1]。

【参考文献】

[1] 郑轶峰，张力华，周毅. 左归丸对骨髓抑制小鼠造血调控的影响 [J]. 河北中医杂志，2009，31（5）：759-762.

（四）气不摄血证常用中成药品种

人参归脾丸

【处方】人参、白术、茯苓、甘草、黄芪、当归、木香、远志、龙眼肉、酸枣仁。

【功能与主治】益气补血，健脾养心。用于心脾两虚，气血不足所致的心悸，失眠健忘，食少体倦，面色萎黄。

【用法与用量】口服。规格（1）小蜜丸，一次 9g；规格（2）大蜜丸，一次 1 丸，一日 2 次。

【禁忌】糖尿病患者禁用，身体壮实不虚者忌服。

【注意事项】

1. 忌辛辣、生冷、油腻食物。

2. 感冒发热患者不宜服用。

【规格】（1）每袋装 6g，（2）每丸重 9g。

【贮藏】密闭，防潮。

乌鸡白凤丸（片、胶囊）

【处方】

乌鸡白凤丸（片） 乌鸡（去毛爪肠）、鹿角胶、鳖甲（制）、牡蛎（煅）、桑螵蛸、人参、黄芪、当归、白芍、香附（醋制）、天冬、甘草、地黄、熟地黄、川芎、银柴胡、丹参、山药、芡实（炒）、鹿角霜。

乌鸡白凤胶囊 乌鸡（去毛爪肠）、丹参、地黄、香附（醋制）、人参、白芍、牡蛎（煅）、鹿角霜、银柴胡、甘草、黄芪、鳖甲（制）。

【功能与主治】 补气养血，调经止带。用于气血两虚，身体瘦弱，腰膝酸软，月经不调，崩漏带下。

【用法与用量】

丸剂：口服。规格（1）大蜜丸，一次1丸；规格（2）水蜜丸，一次6g；规格（3）小蜜丸，一次9g，一日2次。规格（4）浓缩丸，一次9g，一日1次；或将药丸加适量开水溶后服。

片剂：口服。一次2片，一日2次。

胶囊：口服。一次2～3粒，一日3次。

【注意事项】

1．忌辛辣、生冷食物。

2．感冒发热患者不宜服用。

【规格】

丸剂：（1）每丸重9g，（2）每袋装6g，（3）每袋装9g，（4）每10丸重1g。

片剂：每片重0.5g。

胶囊：每粒装 0.3g。

【贮藏】密封。

【临床报道】有临床报道乌鸡白凤丸可以用来治疗 ITP[11]。

[1] 姚乃中.乌鸡白凤丸治疗慢性再障贫血、血小板减少症 20 例 [J].上海中医药杂志，1983，（8）：1007-1334.

归脾丸（合剂、颗粒、胶囊、片）

【处方】党参、炒白术、炙黄芪、炙甘草、茯苓、制远志、炒酸枣仁、龙眼肉、当归、木香、大枣（去核）。

【功能与主治】益气健脾，养血安神。用于心脾两虚，气短心悸，失眠多梦，头晕头昏，肢倦乏力，食欲不振，崩漏便血。

【用法与用量】

丸剂：用温开水或生姜汤送服。规格（1）大蜜丸，一次 1 丸；规格（2）浓缩丸，一次 8 ~ 10 丸；规格（3）水蜜丸，一次 6g；规格（4）、（5）、（6）小蜜丸，一次 9g，一日 3 次。

合剂：口服。规格（1）、（2）一次 10 ~ 20ml，一日 3 次，用时摇匀。

颗粒剂：开水冲服。一次 1 袋，一日 3 次。

胶囊：口服。一次 4 粒，一日 3 次，4 周为一疗程。

片剂：口服。一次 4 ~ 5 片，一日 3 次。

【注意事项】

1. 忌油腻食物。

2. 外感或实热内盛者不宜服用。

3. 该药品宜饭前服用。

【规格】

丸剂：（1）每丸重 9g，（2）每 8 丸相当于原药材 3g，（3）每袋装 6g，（4）每袋装 9g，（5）每瓶装 60g，（6）每瓶装 120g。

合剂：（1）每支装 10ml，（2）每瓶装 100ml。

颗粒剂：每袋装 3g。

胶囊：每粒装 0.3g。

片剂：每片重 0.45g。

【贮藏】 密封，置阴凉干燥处。

【临床报道】 慢性特发性血小板减少性紫癜患者 60 例，随机分为归脾丸治疗组及西药治疗对照组各 30 例，应用酶联免疫竞争抑制试验（ELISA）定量测定每组治疗前、治疗后 1 个月及治疗后 3 个月的血小板相关抗体水平。结果两组治疗前的 PAIgG、PAIgA、PAIgM 均无明显差异（$P > 0.05$），经 3 个月的治疗后再检测两组的 PAIgG、PAIgA、PAIgM 与各组治疗前相比均有明显下降，有显著意义（$P < 0.05$），两组治疗后的 PAIgG、PAIgA、PAIgM 相比无明显差异（$P > 0.05$）[1]。

【参考文献】

[1] 吴意红，彭剑虹，陈婉荷，等 . 归脾丸对慢性特发性血小板减少性紫癜患者血小板相关抗体影响的研究 [J]. 现代中医药，2011，31（3）：1-3.

补中益气丸（颗粒、片、口服液）

【处方】 炙黄芪、党参、炙甘草、炒白术、当归、升麻、柴胡、陈皮。

【功能与主治】 补中益气，升阳举陷。用于脾胃虚弱、中气下陷所致的泄泻、脱肛、阴挺，症见体倦乏力、食少腹胀、便溏久泻、肛门下坠或脱肛、子宫脱垂。

【用法与用量】

丸剂：口服。规格（1）大蜜丸，一次1丸，一日2～3次；规格（2）浓缩丸，一次8～10丸，一日3次；规格（3）水丸，一次6g，一日2～3次。

颗粒剂：口服。一次3g，一日2～3次。

片剂：口服。一次4～5片，一日3次。

口服液：口服。一次1支，一日2～3次。

【注意事项】

1. 本品不适用于恶寒发热表证者及暴饮暴食脘腹胀满实证者。

2. 不宜和感冒类药同时服用。

3. 高血压患者慎服。

4. 服本药时不宜同时服用藜芦或其制剂。

5. 本品宜空腹或饭前服为佳，亦可在进食同时服。

6. 按照用法用量服用，小儿应在医师指导下服用。

7. 服药期间出现头痛、头晕、复视等症，或皮疹、面红者，以及血压有上升趋势，应立即停药。

【规格】

丸剂：（1）每丸重9g，（2）每8丸相当于原生药3g，（3）每袋装6g。

颗粒剂：每袋装3g。

片剂：每片重0.46g。

口服液：每支装10ml。

【贮藏】 密封，防潮。

益血生胶囊

【处方】阿胶、白芍、白术、大黄、大枣、当归、党参、茯苓、龟甲胶、花生衣、黄芪、鸡内金、鹿角胶、鹿茸、鹿血、麦芽、牛髓、山楂、熟地黄、知母、制何首乌、紫河车。

【功能与主治】健脾生血，补肾填精。用于脾肾两亏所致的血虚诸证，各种类型贫血及血小板减少症。对慢性再生障碍性贫血也有一定疗效。

【用法与用量】口服。一次4粒，一日3次；儿童酌减。

【禁忌】尚不明确。

【注意事项】

1．虚热者慎用。

2．服药期间忌食油腻、辛辣刺激性食物，忌酒。

【规格】每粒装0.25g。

【贮藏】密封，置避光阴凉处。

（五）脾肾阳虚证常用中成药品种

本证型中"补中益气丸（颗粒、片、口服液）"的内容见本病"气不摄血证常用中成药品种"。

金匮肾气丸（片）

【处方】干地黄、山药、山茱萸、茯苓、牡丹皮、泽泻、桂枝、附子、牛膝、车前子。

【功能与主治】温补肾阳，化气行水。用于肾虚水肿，腰膝酸软，小便不利，畏寒肢冷。

【用法与用量】

丸剂：口服。一次 1 丸，一日 2 次。

片剂：口服。一次 4 片，一日 2 次。

【禁忌】孕妇忌服。

【注意事项】

1．忌房欲、气恼。忌食生冷食物。

2．服用前应除去蜡皮、塑料球壳。

3．该品不可整丸吞服。

4．阴虚内热者慎服。

5．有其他疾病者需在医师指导下服用。

【规格】

丸剂：大蜜丸，每丸重 6g。

片剂：每片重 0.27g。

【贮藏】密封，置阴凉处。

【药理毒理】金匮肾气丸明显促进环磷酰胺抑制小鼠免疫造血功能的恢复[1]，能提高巨噬细胞的吞噬功能、提高胸腺重量、提高溶血素含量、促进淋巴细胞转化功能、提高红细胞数[2]。

【参考文献】

[1] 冯璞，罗崇念，邓友平，等．金匮肾气丸对免疫缺陷小鼠免疫造血功能的影响 [J]．中药药理与临床杂志，1998，14（1）：9-11.

[2] 马红，沈继，张名伟，等．金匮肾气丸免疫调节作用的实验研究 [J]．中药药理与临床杂志，2000，16（6）：5-6.

右归丸（胶囊）

【处方】熟地黄、附子、肉桂、山药、山茱萸、菟丝子、鹿角胶、枸杞子、当归、杜仲。

【功能与主治】 温补肾阳，填精益髓。主治肾阳不足引起的命门火衰，神疲气怯，畏寒肢冷，阳痿遗精，不能生育，腰膝酸软，小便自遗，肢节痹痛，周身浮肿；或火不能生土，脾胃虚寒，饮食少进，或呕恶腹胀，或反胃噎膈，或脐腹多痛，或大便不实，泻痢频作。

【用法与用量】

丸剂：口服。一次 9g，一日 1 次；或将药丸加适量开水溶后服。

胶囊：口服。一次 4 粒，一日 3 次。

【注意事项】

1．肾虚有湿浊者不宜应用。

2．服用前应除去蜡皮、塑料球壳；本品可嚼服，也可分份吞服。

3．忌食生冷。

【规格】

丸剂：大蜜丸，每丸重 9g。

胶囊：每粒装 0.45g。

【贮藏】 密封，置阴凉处。

【药理毒理】 右归丸能促进骨髓 G0/G1 期细胞向 S 期细胞以及 S 期细胞向 G2/M 期细胞的转化，从而导致 G2/M 期细胞比例明显升高，增殖指数（PI）也明显升高，右归丸促使骨髓细胞凋亡比例显著下降[1]。

【参考文献】

[1] 郑轶峰，姜建青，张力华，等．右归丸对骨髓抑制小鼠骨

髓细胞周期和凋亡的影响 [J].西南军医，2009，11（3）：385-397.

附子理中丸（片）

【处方】附子、党参、白术、干姜、甘草。

【功能与主治】温中健脾。用于脾胃虚寒，脘腹冷痛，呕吐泄泻，手足不温。

【用法与用量】

丸剂：口服。规格（1）大蜜丸，一次1丸，一日2～3次；规格（2）浓缩丸，一次8～12丸，一日3次；规格（3）水蜜丸，一次6g，一日2～3次。

片剂：口服。一次6～8片，一日1～3次。

【注意事项】

1. 忌不易消化食物，孕妇慎用。

2. 感冒发热患者不宜服用。

【规格】

丸剂：（1）每丸重9g，（2）每8丸相当于原生药3g，（3）每袋装6g。

片剂：基片重0.25g。

【贮藏】密封，置阴凉处。

（六）肝肾阴虚证常用中成药品种

本证型"知柏地黄丸（颗粒、胶囊、片）"、"大补阴丸"、"左归丸"内容见本病"阴虚火旺证常用中成药品种"。

杞菊地黄丸（片、胶囊）

【处方】枸杞子、菊花、熟地黄、山茱萸、牡丹皮、山药、茯苓、泽泻。

【功能与主治】滋肾养肝。用于肝肾阴亏，眩晕耳鸣，羞明畏光，迎风流泪，视物昏花。

【用法与用量】

丸剂：口服。规格（1）大蜜丸，一次1丸，一日2次；规格（2）浓缩丸，一次8丸，一日3次；规格（3）水蜜丸，一次6g，一日2次；规格（4）、（6）小蜜丸，一次9g，一日2次；规格（5）小蜜丸，一次6g，一日2次。

片剂：口服。一次3～4片，一日3次。

胶囊：口服。一次5～6粒，一日3次。

【禁忌】尚不明确。

【注意事项】

1．忌不易消化食物。

2．感冒发热患者不宜服用。

【规格】

丸剂：（1）大蜜丸，每丸重9g；（2）浓缩丸，每8丸相当于原药材3g；（3）水蜜丸，每袋装6g；（4）小蜜丸，每袋装9g；（5）小蜜丸，每瓶装60g；（6）小蜜丸，每瓶装120g。

片剂：每片重0.3g。

胶囊：每粒装0.3g。

【贮藏】密封，防潮。

二至丸

【处方】女贞子、旱莲草。

【功能与主治】补益肝肾，滋阴止血。用于肝肾阴虚，眩晕耳鸣，咽干鼻燥，腰膝酸痛，月经量多。

【用法与用量】口服。一次 9g，一日 2 次。

【禁忌】孕妇忌服。

【注意事项】

1．忌不易消化食物。

2．感冒发热患者不宜服用。

【规格】每瓶装 60g。

【贮藏】密封，防潮。

【临床报道】临床验证，二至丸治疗原发性血小板减少性紫癜有一定疗效[1]。

【参考文献】

[1] 陈惠球，陈樟，陈立铨．黄芪赤风汤合二至丸治疗原发性血小板减少性紫癜 30 例 [J]．安徽中医学院学报，2002，（S）：22−23.

附二

治疗 ITP 的常用中成药简表

证型	药物名称	功能	主治病证	用法用量	备注
热迫血行证	升血小板胶囊	清热解毒，凉血止血，散瘀消斑。	用于免疫性血小板减少性紫癜，症见全身瘀点或瘀斑，发热烦渴，小便短赤，大便秘结，或见鼻衄，齿衄，舌红苔黄，脉滑数或弦数。	口服。一次4粒，一日3次。	医保
	荷叶丸	凉血止血。	用于血热所致的鼻衄，咳血，尿血，便血，崩漏。	口服。一次1丸，一日2～3次；小儿酌减。	医保
	裸花紫珠颗粒（胶囊、片）	清热解毒，收敛止血。	用于血热所致的鼻衄、咳血、吐血、崩漏下血、呼吸道、消化道出血，子宫功能性出血，人流后出见上述证候者及细菌感染性炎症。	颗粒剂：开水冲服。一次1袋，一日3～4次。胶囊：口服。一次2～3粒，一日3～4次。片剂：口服。一次3～5片，一日3～4次。	颗粒剂：医保胶囊：药典、医保片剂：医保
	江南卷柏片	清热凉血。	用于血热妄行所致的皮下紫斑，症见皮肤出现散在青紫斑点或斑块，舌红，苔黄，脉数等；原发性血小板减少性紫癜见上述血热证候者。	口服。一次5～6片，一日3次。	
	血康胶囊（口服液）	活血化瘀，消肿散结，凉血止血。	用于血热妄行，皮肤紫斑；原发性及继发性血小板减少性紫癜。	胶囊：口服。一次1～2粒，一日3～4次；小儿酌减；可连服1个月。口服液：口服。一次10ml，一日3次。	

证型	药物名称	功 能	主治病证	用法用量	备注
热迫血行证	紫地宁血散	清热凉血，收敛止血。	用于治疗胃及十二指肠溃疡或胃炎引起的吐血，便血，属胃中积热者。	口服。一次8g，一日3~4次。	医保
	槐角丸	清肠疏风，凉血止血。	用于血热所致的肠风便血，痔疮肿痛。	口服。规格（1）大蜜丸，一次1丸；规格（2）水蜜丸，一次6g；规格（3）小蜜丸，一次9g，一日2次。	医保，基药
	断血流颗粒（胶囊、片、口服液）	凉血止血。	用于功能性子宫出血，月经过多，产后出血，子宫肌瘤出血，尿血，便血，吐血，咯血，鼻衄，单纯性紫癜，原发性血小板减少性紫癜等。	颗粒剂：开水冲服。一次10g，一日3次。胶囊：口服。一次3~6粒，一日3次。片剂：口服。一次3~6片，一日3次。口服液：口服。一次10ml，一日3次。	颗粒剂：医保 胶囊：医保 片剂：医保 口服液：医保
	十灰丸（散）	凉血止血。	吐血、衄血、血崩及一切出血不止诸证。	丸剂：口服。一次3~9g，一日1~2次。散剂：温水冲服。一次3~9g，一日1~2次。	丸剂：医保 散剂：医保
	金薯叶止血合剂	健脾益气，凉血止血。	用于脾虚气弱兼有血热证的原发性血小板减少性紫癜和放、化疗引起的血小板减少的辅助治疗，症见乏力、气短、纳差、皮肤紫癜等。	饭前半小时服。一次5~10ml，一日2~3次。	
瘀血阻络证	四物膏（颗粒、胶囊、片）	调经养血。	用于血虚所致的月经量少，色淡，头晕乏力。	膏剂：口服。一次14~21g，一日3次。颗粒剂：温开水冲服。一次5g，一日3次。胶囊：口服。一次4~6粒，一日3次。片剂：口服。一次4~6片，一日3次。	膏剂：医保 颗粒剂：医保 胶囊：医保 片剂：医保

证型	药物名称	功 能	主治病证	用法用量	备注
瘀血阻络证	茜芷胶囊	活血止血，祛瘀生新，消肿止痛。	用于气滞血瘀所致的子宫出血过多，时间延长，淋漓不止，小腹疼痛；药物流产后子宫出血量多见上述证候者。	饭后温开水送服。一次5粒，一日3次，连服9日为一个疗程；或遵医嘱。	胶囊：基药，医保
	云南白药（胶囊、膏、酊、气雾剂）	胶囊：化瘀止血，活血止痛，解毒消肿。 膏剂：活血散瘀，消肿止痛，祛风除湿。 酊剂：活血散瘀，消肿止痛。 气雾剂:活血散瘀,消肿止痛。	胶囊：用于跌打损伤，瘀血肿痛、吐血、咳血、便血、痔血、崩漏下血，手术出血，疮疡肿毒及软组织挫伤，闭合性骨折，支气管扩张及肺结核咳血，溃疡病出血，以及皮肤感染性疾病。 膏剂：用于跌打损伤，瘀血肿痛，风湿疼痛等症。 酊剂：用于跌打损伤，风湿麻木、筋骨及关节疼痛，肌肉酸痛及冻伤等症。 气雾剂：用于跌打损伤，瘀血肿痛，肌肉酸痛及风湿性关节疼痛等症。	胶囊：刀、枪、跌打诸伤，无论轻重，出血者用温开水送服；瘀血肿痛与未流血者用酒送服；妇科各症，用酒送服；但月经过多、红崩，用温水送服。毒疮初起，服0.25g，另取药粉，用酒调匀，敷患处，如已化脓，只需内服。其他内出血各症均可内服。口服。一次0.25～0.5g，一日4次（2～5岁按1/4剂量服用；6～12岁按1/2剂量服用）。凡遇较重的跌打损伤可先服保险子一粒，轻伤及其他病症不必服。 膏剂：贴患处。 酊剂：口服，常用量一次3～5ml，一日3次，极量一次10ml。外用，取适量擦揉患处，一次3min左右，一日3～5次，可止血消炎；风湿筋骨疼痛，蚊虫叮咬，一、二度冻伤可擦揉患处数分钟，一日3～5次。 气雾剂：外用，喷于伤患处，一日3～5次。	胶囊、酊剂、气雾剂、膏剂：基药，医保

证型	药物名称	功能	主治病证	用法用量	备注
瘀血阻络证	三七胶囊（片）	散瘀止血，消肿定痛。	用于外伤出血，跌扑肿痛。	胶囊：口服。一次6～8粒，一日2次。 片剂：口服。一次2～6片，一日3次。	胶囊：医保 片剂：医保
	致康胶囊	清热凉血，化瘀止血。	用于呕血、崩漏及便血等。	口服。一次2～4粒，一日3次；或遵医嘱。	医保
	维血宁颗粒	补血活血，清热凉血。	用于血小板、白细胞减少症，并可作为一般性贫血的补血健身剂。	开水冲服。一次1袋，一日3次；或遵医嘱。	医保
阴虚火旺证	大补阴丸	滋阴降火。	用于阴虚火旺，潮热盗汗，咳嗽，耳鸣遗精。	口服。一次1丸，一日2次。	医保
	知柏地黄丸（颗粒、胶囊、片）	滋阴降火。	用于阴虚火旺，潮热盗汗，口干咽痛，耳鸣遗精，小便短赤。	丸剂：口服。规格（1）大蜜丸，一次1丸，一日2次；规格（2）、（6）浓缩丸，一次8丸，一日3次；规格（3）、（5）水蜜丸，一次6g，一日2次；规格（4）小蜜丸，一次9g，一日2次。 颗粒剂：口服。一次8g，一日2次。 胶囊：口服。一次6g，一日2次。 片剂：口服。一次6片，一日4次。	丸剂：医保，基药 胶囊：医保 片剂：医保
	左归丸	滋肾补阴。	用于真阴不足，腰酸膝软，盗汗，神疲口燥。	口服。一次9g，一日2次。	医保
气不摄血证	人参归脾丸	益气补血，健脾养心。	用于心脾两虚，气血不足所致的心悸、失眠健忘、食少体倦、面色萎黄。	口服。规格（1）小蜜丸，一次9g；规格（2）大蜜丸，一次1丸，一日2次。	医保

证型	药物名称	功能	主治病证	用法用量	备注
气不摄血证	乌鸡白凤丸（胶囊、片）	补气养血，调经止带。	用于气血两虚，身体瘦弱，腰膝酸软，月经不调，崩漏带下。	丸剂：口服。规格（1）大蜜丸，一次1丸；规格（2）水蜜丸，一次6g；规格（3）小蜜丸，一次9g，一日2次；规格（4）浓缩丸，一次9g，一日1次；或将药丸加适量开水溶后服。 片剂：口服。一次2片，一日2次。 胶囊：口服。一次2～3粒，一日3次。	丸剂：基药，医保 片剂：基药，医保 胶囊：基药，医保
	归脾丸（合剂、颗粒、胶囊、片）	益气健脾，养血安神。	用于心脾两虚，气短心悸，失眠多梦，头晕头昏，肢倦乏力，食欲不振，崩漏便血。	丸剂：用温开水或生姜汤送服。规格（1）大蜜丸，一次1丸；规格（2）浓缩丸，一次8～10丸，规格（3）水蜜丸，一次6g；规格（4）、（5）、（6）小蜜丸，一次9g，一日3次。 合剂：口服。规格（1）、（2）一次10～20ml，一日3次，用时摇匀。 颗粒剂：开水冲服。一次1袋，一日3次。 胶囊：口服。一次4粒，一日3次，4周为一疗程。 片剂：口服。一次4～5片，一日3次。	丸剂：基药，医保 合剂：基药，医保 颗粒剂：医保 胶囊：医保 片剂：医保
	补中益气丸（颗粒、片、口服液）	补中益气，升阳举陷。	用于脾胃虚弱、中气下陷所致的泄泻、脱肛、阴挺，症见体倦乏力、食少腹胀、便溏久泻、肛门下坠或脱肛、子宫脱垂。	丸剂：口服。规格（1）大丸，一次2～3次；规格（2）浓缩丸，一次8～10丸，一日3次；规格（3）水丸，一次6g，一日2～3次。 颗粒剂：口服。一次3g，一日2～3次。 片剂：口服。一次4～5片，一日3次。 口服液：口服。一次1支，一日2～3次。	丸剂：医保，基药 颗粒剂：医保，基药 片剂：医保 口服液：医保

续表

证型	药物名称	功 能	主治病证	用法用量	备注
	益血生胶囊	健脾生血，补肾填精。	用于脾肾两亏所致的血虚诸证，各种类型贫血及血小板减少症。对慢性再生障碍性贫血也有一定疗效。	口服。一次4粒，一日3次；儿童酌减。	医保
脾肾阳虚证	金匮肾气丸（片）	温补肾阳，化气行水。	用于肾虚水肿，腰膝酸软，小便不利，畏寒肢冷。	丸剂：口服。一次1丸，一日2次。片剂：口服。一次4片，一日2次。	丸剂：基药，医保片剂：基药，医保
	右归丸（胶囊）	温补肾阳，填精益髓。	主治肾阳不足引起的命门火衰，神疲气怯，畏寒肢冷，阳痿遗精，不能生育，腰膝酸软，小便自遗，肢节痹痛，周身浮肿；或火不能生土，脾胃虚寒，饮食少进，或呕恶腹胀，或反胃噎嗝，或脐腹多痛，或大便不实，泻痢频作。	丸剂：口服。一次9g，一日1次；或将药丸加适量开水溶后服。胶囊：口服。一次4粒，一日3次。	丸剂：医保胶囊：医保
	补中益气丸（颗粒、片、口服液）	见138页	同前	同前	同前
脾肾阳虚证	附子理中丸（片）	温中健脾。	用于脾胃虚寒，脘腹冷痛，呕吐泄泻，手足不温。	丸剂：口服。规格（1）大蜜丸，一次1丸，一日2~3次；规格（2）浓缩丸，一次8~12丸，一日3次；规格（3）水蜜丸，一次6g，一日2~3次。片剂：口服。一次6~8片，一日1~3次。	丸剂、片剂：基药，医保

证型	药物名称	功能	主治病证	用法用量	备注
肝肾阴虚证	知柏地黄丸（颗粒、胶囊、片）	见137页	同前	同前	同前
	杞菊地黄丸（片、胶囊）	滋肾养肝。	用于肝肾阴亏，眩晕耳鸣，羞明畏光，迎风流泪，视物昏花。	丸剂：口服。规格（1）大蜜丸，一次1丸，一日2次；规格（2）浓缩丸，一次8丸，一日3次；规格（3）水蜜丸，一次6g，一日2次；规格（4）、（6）小蜜丸，一次9g，一日2次；规格（5）小蜜丸，一次6g，一日2次。片剂：口服。一次3~4片，一日3次。胶囊：口服。一次5~6粒，一日3次。	丸剂：基药，医保片剂：基药，医保胶囊：基药，医保
	二至丸	补益肝肾，滋阴止血。	用于肝肾阴虚，眩晕耳鸣，咽干鼻燥，腰膝酸痛，月经量多。	口服。一次9g，一日2次。	医保
	大补阴丸	见137页	同前	同前	同前
	左归丸	见137页	同前	同前	同前

缺铁性贫血

　　铁缺乏症（iron deficiency，ID）是体内长期铁负平衡的结果，最初引起体内贮存铁耗尽（iron depletion），继之红系细胞内发生缺铁，称为缺铁性红细胞生成（iron deficient erythropoiesis，IDE），最后才发生缺铁性贫血（iron deficiency anemia，IDA）。缺铁性贫血是体内贮存铁缺乏影响血红素合成所引起的贫血，其特点是骨髓、肝、脾等器官组织中缺乏可染铁，血清铁浓度、运铁蛋白饱和度和血清铁蛋白降低，典型的呈小细胞低色素性贫血。IDA是最常见的营养素缺乏症，至今仍是世界各国普遍而重要的健康问题，尤其是发展中国家，其高危人群为妇女、婴幼儿和儿童。

　　缺铁性贫血症状常有面色苍白、乏力、易疲乏、头晕、头痛、眼前发黑、耳鸣、气短、心悸、气促、月经失调、性功能减退等。同时伴有：①消化系统症状：食欲减退，少数有异食癖（如嗜食泥土、墙皮、煤渣等）；可有呕吐、腹泻，可出现口腔炎、舌炎或舌乳头萎缩，重者可出现萎缩性胃炎或吸收不良综合征，吞咽困难、臭鼻症等。②神经系统症状：烦躁不安或萎靡不振，精神不集中，记忆力减退，智能多数低于同龄儿；神经痛，以头痛多见；或见肢体麻木、针刺感等感觉异常，重者可有颅内压升高和视乳头水肿；精神与行为异常，表现为易激动、精神迟滞、对外界反应差等。③心血管系统症状：明显贫血时心率增快，严重者心脏扩大甚至发生心力衰竭。部分患者可见低热，眼底和视乳头苍白，视网膜渗出或出血等。

缺铁性贫血可见面色苍白或萎黄，皮肤、黏膜逐渐苍白，以唇、口腔黏膜、甲床较明显；毛发枯黄无华；皮肤干燥皱缩；眼睑结膜苍白，巩膜瓷蓝色；舌乳头萎缩、口角糜烂、吞咽困难（Plummer-Vinson征）；指（趾）甲缺乏光泽、脆薄易裂，重者指（趾）甲变平，甚至凹下呈勺状（匙状甲）。轻度缺铁性贫血可无明显体征。严重贫血可有心律加快，脉压增宽，心脏扩大，心力衰竭等体征。少数脾肿大多见于儿童患者，缺铁纠正后即消失。

实验室检查：①血象：呈低色素小细胞性贫血。男 Hb $< 120g/L$，女 Hb $< 110g/L$，孕妇 Hb $< 100g/L$，MCV $< 80fl$，MCH $< 26pg$，MCHC < 0.31（$320g/L$），成熟红细胞大小不一，中心浅染区扩大。白细胞正常，血小板常增加。网织红细胞计数正常或轻度增高。②骨髓象：骨髓增生活跃或明显活跃，粒红比值减低，红系增生显著，以中幼红为主，有核红细胞胞体小，核染色质致密，胞浆少，染色偏蓝，边缘不整齐，呈"核老浆幼"现象。铁剂治疗后有核红细胞增生更显著。骨髓铁染色骨髓小粒可染铁消失，铁粒幼红细胞 $< 15\%$。③铁代谢：血清铁 $< 8.95\mu mol/L$（$50\mu g/dl$），总铁结合力 $> 64.44\mu mol/L$（$360\mu g/dl$），运铁蛋白饱和度 < 0.15（15%），血清铁蛋白 $< 12\mu g/L$。④红细胞内卟啉代谢：全血红细胞游离原卟啉（FEP）$> 0.9\mu mol/L$（$50\mu g/dl$），或全血锌原卟啉（ZPP）$> 0.96\mu mol/L$，或 FEP/Hb $> 4.5\mu g/gHb$。

现代医学临床应用口服铁剂、注射铁剂为主要手段进行治疗。同时加强饮食营养，补充维生素 C 等。

轻中度缺铁性贫血属中医"萎黄"、"黄胖"范畴；重度与极重度缺铁性贫血归于中医"虚损"、"虚劳"等病证范畴。

一、中医病因病机分析及常见证型

中医学认为缺铁性贫血原因，一是失血过多，新血未及补充；二是生血不足，如脾胃运化功能减退，或进食营养不足，或是肠道寄生虫，耗吸营养，由于缺乏食物精微，以致生血无源；三是思虑劳神太过，以致阴血暗耗；四是久病、大病等，伤精耗血，化血之源枯竭。

由于病因不同，缺铁性贫血的证型分为脾胃虚弱证、心脾两虚证、脾肾阳虚证、肝肾阴虚证、冲任失调证、肠道虫积证。

二、辨证选择中成药

1. 脾胃虚弱证

【临床表现】面色萎黄，消瘦，皮肤干燥，毛发干枯，记忆力减退，反应迟钝，偏食或异食癖，反甲或扁平，口角炎或舌乳头萎缩。食欲不振，恶心欲吐，胃脘部不适，脘腹胀满，食后腹胀，大便溏稀。舌质淡红，舌苔薄白或白腻，脉细弱。

【辨证要点】食欲不振，恶心欲吐，胃脘部不适，脘腹胀满，食后腹胀，大便溏稀。舌质淡红，舌苔薄白或白腻，脉细弱。

【病机简析】缺铁性贫血病位在心脾肾三脏，病性属虚证。脾胃虚弱，运化失常，气血生化无源是缺铁性贫血的主要病机。血液亏少，不能濡养头目、上荣舌面，故见面色萎黄，毛发干枯，口角炎或舌乳头萎缩；血少不能充达肢体肌肉，不能濡养经脉肌肤，故消瘦、皮肤干燥、反甲或扁平；髓海失养，故记忆力减退、反应迟钝；虫居肠道，争食水谷，吸食精微，故有偏食或异食癖。

脾主运化，胃主受纳腐熟，脾胃虚弱，胃纳失权，则食欲不振；胃气上逆，则恶心欲呕；胃气失和，则胃脘部不适；胃气不足，受纳腐熟功能减弱，则脘腹胀满，食后腹胀；脾失健运，水湿内停，走行于肠，肠道传导失司，故大便溏稀。舌质淡红，舌苔薄白或白腻，脉细弱为脾胃虚弱之征。

【治法】健脾和胃，益气生血。

【辨证选药】可选香砂六君丸（片）联合当归补血丸（口服液、颗粒、胶囊）、益中生血胶囊、生血宁片、益气维血颗粒（胶囊、片）、健脾生血颗粒（片）、补中益气丸（颗粒、片、口服液）。

此类中成药多以山药、薏苡仁、陈皮、半夏、大枣等健脾和胃，绿矾、党参、当归等益气生血，从而达到健脾和胃，益气生血的作用。

2. 心脾两虚证

【临床表现】面色萎黄，消瘦，皮肤干燥，毛发干枯，记忆力减退，反应迟钝，偏食或异食癖，反甲或扁平，口角炎或舌乳头萎缩，头目眩晕，失眠多梦，心悸气短，食欲不振，食后腹胀，大便不调。舌质淡红，舌苔薄白，脉细弱。

【辨证要点】头目眩晕，失眠多梦，心悸气短，食欲不振，食后腹胀，大便不调。舌质淡红，舌苔薄白，脉细弱。

【病机简析】心血不足，心失所养，心神不宁，则心悸气短；心主神明，心失所养，则失眠多梦；头目失养，则头目眩晕；脾虚气弱，运化失健，故食欲不振，食后腹胀，大便不调。舌质淡红，舌苔薄白，脉细弱为心脾两虚之征。

【治法】健脾养心，益气补血。

【辨证选药】可选用归脾丸（合剂、颗粒、胶囊、片）、人参养荣丸、人参归脾丸。

此类中成药多以白术、茯苓、酸枣仁、龙眼、木香、远志等健脾养血，党参、黄芪、当归等益气补血，从而达到健脾养心，益气补血的作用。

3. 脾肾阳虚证

【临床表现】面色萎黄，消瘦，皮肤干燥，毛发干枯，记忆力减退，反应迟钝，偏食或异食癖，反甲或扁平，口角炎或舌乳头萎缩。颜面虚浮，食欲不振，食后腹胀，腰膝酸软，夜尿频多。舌体胖大，舌质淡红，舌苔薄白或水滑，脉细弱或沉迟。

【辨证要点】颜面虚浮，食欲不振，食后腹胀，腰膝酸软，夜尿频多。舌体胖大，舌质淡红，舌苔薄白或水滑，脉细弱或沉迟。

【病机简析】肾为先天之本，肾阳虚，无以温化水液，泛溢肌肤，则见颜面虚浮；腰膝失于温养，故腰膝酸软；肾司二便，肾阳不足，温化无力，故夜尿频多。脾为后天之本，脾虚气弱，运化失健，故食欲不振，食后腹胀。舌体胖大，舌质淡红，舌苔薄白或水滑，脉细弱或沉迟为脾肾双亏之征。

【治法】健脾益肾，益气补血。

【辨证选药】可选用复方阿胶浆、小儿生血糖浆、养血饮口服液、再造生血胶囊（片）、金匮肾气丸（片）、右归丸（胶囊）、附子理中丸（片）、生血丸。

此类中成药多以人参、党参、山楂、山药等健脾，鹿角胶、阿胶、熟地黄等补肾，当归、黄芪、硫酸亚铁等益气补血，达到健脾益肾，益气补血的作用。

4. 肝肾阴虚证

【临床表现】面色萎黄,消瘦,皮肤干燥,毛发干枯,记忆力减退,反应迟钝,偏食或异食癖,反甲或扁平,口角炎或舌乳头萎缩,头晕目眩,耳鸣健忘,口燥咽干,失眠多梦,胁痛,腰膝酸软,五心烦热,盗汗颧红,男子遗精,女子月经量少。舌红少苔,脉细而数。

【辨证要点】头晕目眩,耳鸣健忘,口燥咽干,失眠多梦,胁痛,腰膝酸软,五心烦热,盗汗颧红,男子遗精,女子月经量少。舌红少苔,脉细而数。

【病机简析】肝肾阴亏,水不涵木,肝阳上扰,则见头晕目眩。肾之阴精不足,耳失充养则耳鸣,髓海不足则健忘;腰膝失于滋养则腰膝酸软。阴虚失润,虚火内炽,故见五心烦热,口燥咽干,盗汗颧红,舌红少苔,脉细数。此外,肝肾阴虚,肝络失养,则见胁部隐痛。虚火上扰,心神不安,故失眠多梦;虚火扰动精室,精关不固,则见遗精。阴亏不足,冲任失充,则见女子月经量少。本证以腰膝酸软,胁痛,耳鸣遗精,眩晕,并伴见虚热之象为肝肾阴虚之征。

【治法】滋补肝肾,滋阴养血。

【辨证选药】可选用六味地黄丸(颗粒、胶囊、片、口服液)、知柏地黄丸(颗粒、胶囊、片)、杞菊地黄丸(胶囊、片)、左归丸、大补阴丸、二至丸。

此类中成药多以熟地黄、山萸肉、枸杞子、女贞子、旱莲草等滋肾养肝,鹿角胶、龟板、猪脊髓等血肉有情之品来滋阴养血,达到滋补肝肾,滋阴养血的作用。

5. 冲任失调证

【临床表现】面色萎黄,消瘦,皮肤干燥,毛发干枯,记忆力减退，反应迟钝，偏食或异食癖，反甲或扁平，口角炎或舌乳头萎缩。头目晕眩，心悸失眠，月经过多，经期延长，或见崩漏，或见腹痛。舌质淡红，舌苔薄白，脉细弱。

【辨证要点】头目晕眩，心悸失眠，月经过多，经期延长，或见崩漏，或见腹痛。舌质淡红，舌苔薄白，脉细弱。

【病机简析】冲脉为"十二经脉之海"，主女子月经及孕育功能，任脉为"阴脉之海"，主女子胞胎。若临产失血，产后调护不当，月事失血过多，损伤冲任，气血匮乏，不能上荣头目，则头目眩晕；心主神明，心血不足，心失所养，心神不宁，则心悸失眠；血海空虚，冲任不固，气不摄血，则月经过多，经期延长，或见崩漏，或见腹痛。舌质淡红，舌苔薄白，脉细弱为冲任失调之征。

【治法】固护冲任，益气摄血。

【辨证选药】可选用八珍丸（颗粒、胶囊、片）、四物膏（颗粒、胶囊、片）、乌鸡白凤丸（片、胶囊）、八珍益母丸（胶囊、片）、逍遥丸（颗粒）。

此类中成药以山萸肉、五倍子、龙骨、牡蛎、熟地黄、芡实等固护冲任，白术、黄芪、芍药、海螵蛸、茜草、当归等益气摄血，来达到固护冲任，益气摄血的作用。

6. 肠道虫积证

【临床表现】面色萎黄，消瘦，皮肤干燥，毛发干枯，记忆力减退，反应迟钝，偏食或异食癖，反甲或扁平，口角炎或舌乳头萎缩。脘腹胀满，恶心欲吐，时常腹痛，消谷善饥，喜食异物，或吐或便虫体。舌体胖大，舌质淡红，舌苔薄白，脉细弱。

【辨证要点】脘腹胀满，恶心欲吐，时常腹痛，消谷善饥，喜食异物，或吐或便虫体。舌体胖大，舌质淡红，舌苔薄白，脉细弱。

【病机简析】虫居肠道，吸收水谷之精微物质，脾胃失和，运化失司，故脘腹胀满；蛔虫扰动，胃气上逆，则恶心欲呕；蛔虫钻窜，阻塞不通，不通则痛，故时常腹痛，或随便出而排虫；虫阻肠道，争食水谷，故消谷善饥，喜食异物。舌体胖大，舌质淡红，舌苔薄白，脉细弱为肠道虫积，脾胃虚弱之征。

【治法】健脾驱虫，益气补血。

【辨证选药】可选用四君子丸（合剂、颗粒）加化虫丸。

此类中成药常以四君子汤（《太平惠民合剂局方》）合化虫丸（《医方集解》）加减，达到健脾驱虫，益气补血的作用。

三、用药注意

治疗缺铁性贫血要采取辨证与辨病相结合、宏观与微观相结合、铁剂与中药相结合的方法，优势互补，取长补短，发挥综合效应，以降低医药成本，提高临床疗效。西医治疗以口服铁剂，注射铁剂为主。由于口服铁剂的消化道反应，以及注射铁剂的静脉炎、过敏等不良反应，影响了临床疗效，降低了患者依从性，导致缺铁性贫血复发。因此，辨证论治应用中药可以"扬长避短、优势互补、减毒增效"，极大地降低西药的不良反应，减轻胃肠道刺激，减少静脉药物输注，有效地缓解临床症状，预防缺铁性贫血复发，降低了医疗费用。

缺铁性贫血重在预防，早期患者出现不适症状时，辨证论治应用中药，从脾胃虚弱、心脾两虚、脾肾双亏、冲任失调、肠道虫积等病机着手，早期治疗，早期预防，标本兼治。在铁剂治疗过程中，配合中药可减少不良反应，增加疗效，缩短治疗时间。对于不能耐受铁剂的患者，辨证施治选择中药，可获得肯定的临床疗效。停用铁剂后，根据患者不同证型，选择不同中药，可从病因上预防缺铁性贫血的复发。

同时，缺铁性贫血的患者要加强饮食营养，适当增加含铁质丰富的食物，注意饮食的合理搭配，以增加铁的吸收；保证充足睡眠；避免感染，伴有感染者应积极控制感染；重度贫血者注意保护心脏功能。

临床辨证选药时要注意，养血中成药多忌食生冷油腻不易消化食物；如果是小儿，孕妇，高血压、糖尿病、心脏病、肝病、肾病患者应在医师指导下服用；服用补血药，尤其是含有铁剂药物时大便呈黑色是正常的；含有铁剂的药物在下列情况慎用：酒精中毒、肝炎、急性感染、肠道炎症、胰腺炎、胃与十二指肠溃疡、溃疡性肠炎；服药期间注意复查血常规、血红蛋白、血清铁等相关生化指标，以指导治疗；此类药物大多宜饭前服用，有些药物需在饭后服用，请认真阅读说明书；服药期间忌饮茶和食用含鞣酸类食物及药物；服药3天症状无改善，或出现其他症状时，应立即停用并到医院诊治。

附一

常用治疗缺铁性贫血的中成药药品介绍

（一）脾胃虚弱证常用中成药品种

香砂六君丸（片）

【处方】木香、砂仁、党参、白术（炒）、茯苓、炙甘草、陈皮、半夏（制）、生姜、大枣。

【功能与主治】 益气健脾，和胃。用于脾虚气滞，消化不良，嗳气食少，脘腹胀满，大便溏泄。

【用法与用量】

丸剂：口服。规格（1）浓缩丸，一次12丸，一日3次；规格（2）、（3）、（4）水丸，一次6～9g，一日2～3次。

片剂：口服。一次4～6片，一日2～3次。

【禁忌】 孕妇禁用。

【注意事项】

1．忌食生冷、油腻、不易消化食物。

2．不适用于口干、舌少津、大便干者。

3．不适用于急性胃肠炎，主要表现为恶心、呕吐、大便水泻频频、脘腹作痛。

4．小儿用法用量，请咨询医师或药师。

【规格】

丸剂：（1）每8丸相当于原生药3g，（2）每袋装6g，（3）每袋装9g，（4）每100粒重6g。

片剂：每片重0.46g。

【贮藏】 密闭，防潮。

当归补血丸（口服液、颗粒、胶囊）

【处方】 黄芪、当归。

【功能与主治】 补养气血。用于身体虚弱、气血两亏。

【用法与用量】

丸剂：口服。规格（1）浓缩蜜丸，一次6g；规格（2）大蜜丸，一次 9g，一日 2 次。

口服液：口服。一次 10ml，一日 2 次。

颗粒剂：口服。一次 10g，一日 2～3 次。

胶囊：口服。一次 5 粒，一日 2 次。

【禁忌】孕妇忌服，对该药过敏者忌服。

【注意事项】

1．忌油腻食物。

2．高血压患者慎用。

3．本品宜饭前服用。

4．月经提前量多，色深红或经前、经期腹痛拒按，乳房胀痛者不宜服用。

5．按照用法用量服用，小儿及孕妇应在医师指导下服用。

【规格】

丸剂：（1）浓缩蜜丸，每袋装 6g，（2）大蜜丸，每丸重 9g。

口服液：每支装 10ml。

颗粒剂：每袋装 10g。

胶囊：每粒装 0.4g。

【贮藏】密闭，防潮。

【药理毒理】当归补血丸（口服液、颗粒、胶囊）与当归补血汤的组成基本一致。当归补血丸具有增强骨髓造血功能、抗贫血等作用。

·**增强骨髓造血功能作用**　当归补血汤显著促进小鼠脾条件培养液（SCM）和肺条件培养液（LCM）及血虚小鼠 SCM 中克隆刺激因子（CS-Fs）的产生，增强骨髓造血功能[1]。

·**抗贫血作用**　当归补血微丸各剂量均能增加血虚小鼠的红细

胞、白细胞、血小板和血红蛋白数，对贫血诱发的 EPO 增殖有拮抗作用，并能显著促进脾脏中 EPO 样生长因子的水平[1, 2]。当归补血汤对正常人及大鼠血小板聚集均有抑制作用，并且对血小板的Ⅰ、Ⅱ相聚集均有抑制作用，从而预防血栓形成，降低血液黏度[3]。

【临床报道】120 例慢性肾衰竭患者经当归补血汤治疗后 Hb、HCT 及 RBC 均明显升高，其机制可能与诱导造血干细胞生成，促进造血干细胞的增殖与分化，保护造血干细胞免受损伤，改善尿毒症毒素对骨髓的抑制有关[4]。

【参考文献】

[1] 宁炼，陈长勋，金若敏，等．当归补血汤促进造血功能的成分及其作用的研究 [J]．中国中药杂志，2002，27（1）：50．

[2] 陈红霞，贾晓斌，陈彦，等．当归补血微丸对环磷酰胺所致小鼠贫血的影响 [J]．中国医院药学杂志，2007，27（5）：588-590．

[3] 汪群红，张京红．当归补血汤的药理作用与临床应用 [J]．海峡药学，2011，23（4）：128-130．

[4] 陈锦海，朱良伟，李月婷，等．当归补血汤加味治疗慢性肾衰竭合并贫血 120 例 [J]．中国老年学杂志，2012，1（32）：164-165．

益中生血胶囊

【处方】 党参、山药、薏苡仁（炒）、陈皮、法半夏、草豆蔻、大枣、绿矾、甘草。

【功能与主治】 健脾和胃，益气生血。用于脾胃虚弱、气血两虚所致的面色萎黄、头晕、纳差、心悸气短、食后腹胀、神疲倦怠、失眠健忘、大便溏泻，舌淡或有齿痕，脉细弱等；缺铁性贫血见上述证候者。

【用法与用量】 口服。一次 3 粒，一日 3 次，饭后服用。

【禁忌】

1. 血色病或含铁血黄素沉着症及不伴缺铁的其他贫血（如地中海贫血）禁用。

2. 肝肾功能严重损害，尤其伴有未经治疗的尿路感染者禁用。

3. 禁止与茶及含鞣质的药合用。

4. 对本品过敏者禁用。

【注意事项】

1. 忌烟、酒及辛辣、生冷、油腻食物。

2. 孕妇慎用。

3. 溃疡病、消化道出血性疾病患者遵医嘱用药。

4. 不宜和感冒类药同时服用。

5. 高血压、糖尿病患者在医师指导下服用。

6. 过敏体质者慎用。

【规格】 每粒装 0.12g。

【贮藏】 密封，遮光。

【药理毒理】 益中生血胶囊曾有剂型为益中生血片。益中生血片对化疗药物造模的动物外周血 RBC、HGB、HCT、PLT 均有明显的提升作用，对全血铁含量有明显的升高作用[1]。

【临床报道】 303 例属于"脾胃虚弱、气血两虚"缺铁性贫血患者采用益中生血片治疗，结果临床痊愈 218 例，占 71.9%，显效 46 例，占 15.2%；有效 36 例，占 11.9%；无效 3 例，占 0.99%，总显效率 87.1%，总有效率 99.0%[2]。肿瘤相关性贫血患者 46 例，随机分成 2 组，治疗组在对照组治疗方案基础上口服益中生血胶囊。结果经过 4 周治疗后，对照组血红蛋白（Hb）较治疗前显著下降（$P < 0.05$），治疗组 Hb 较治疗前显著上升（$P < 0.05$）；治疗前治疗组 Hb 明显低于对照组（$P < 0.05$），治疗后治疗组 Hb 与对照组比较，差异无统计学意义（$P > 0.05$）。结论：益中生血胶囊有对抗或纠正 Hb 下降趋势的作用，对肿瘤相关性贫血有一定治疗作用[3]。

【参考文献】

[1] 左明焕，陈信义，宋崇顺．益中生血片对动物贫血模型影响的实验研究 [J]．中国实验方剂学杂志，2001，7（1）：40-41．

[2] 田丽丽，陈信义，李冬云．益中生血片治疗缺铁性贫血临床研究 [J]．南京中医药大学学报，2007，23（2）：89-92．

[3] 侯丽，倪磊，马薇，等．益中生血胶囊治疗肿瘤相关性贫血的临床观察 [J]．北京中医药大学学报（中医临床版），2012，19（2）：27-30．

生血宁片

【处方】 蚕砂提取物。

【功能与主治】 益气补血。用于缺铁性贫血属气血两虚证者，症见面部、肌肤萎黄或苍白，神疲乏力，眩晕耳鸣，心悸气短，舌淡或胖，脉弱等。

【用法与用量】 口服。轻度缺铁性贫血患者，一次 2 片，一日 2 次；中、重度患者，一次 2 片，一日 3 次；儿童患者，一次 1 片，一日 3 次，30 天为一疗程。

【禁忌】 孕妇忌服。对该药过敏者忌服。

【注意事项】 服药期间注意复查血常规、血红蛋白、血清铁等相关生化指标，以指导治疗。

【规格】 每片重 0.25g。

【贮藏】 密封，防潮。

【药理毒理】 生血宁片能促进小鼠骨髓红系祖细胞和粒－巨噬系祖细胞的增殖；可提高小鼠外周血网织红细胞的百分率和促进失血性大鼠红细胞、血红蛋白和网织红细胞的恢复，并能提高血清铁含量和转铁蛋白的饱和度。生血宁片不仅可以提高贫血模型鼠的血清铁含量（Fe）和转铁蛋白饱和度（TS），而且可以促进红细胞（RBC）、血红蛋白（Hb）和网织红细胞（Ret）数量恢复正常，升高铁蛋白（SF）、降低转铁蛋白（Tf）和血清可溶性转铁蛋白受体（sTfR），在分子水平上证实生血宁片对提高铁的储存、转运及促进血红蛋白合成均有不同程度的提高[1]。

【临床报道】 成年缺铁性贫血 50 例患者分为生血宁片大剂量组和生血宁片小剂量组，结果：大剂量组显效率为 56.00%，有效率为 92.00%；小剂量组显效率为 40.00%，有效率为 80.00%。2 组疗效比较无显著性差异，且均未发现明显不良反应。结论：生血宁片是治疗成年缺铁性贫血有效且安全的药物，2 种剂量疗效相似[2]。对缺铁性贫血患者口服生血宁片治疗，与给药前相比，患者外周血 RBC、HGB、Ret 计数明显提高，总有效率达到 85.6%[3]。

【参考文献】

[1] 陈云亮，钱伯初，王根才，等. 生血宁片治疗贫血模型鼠的实验研究 [J]. 湖北中医学院学报，2005，7（1）：11-13.

[2] 江娇，杨涛. 不同剂量生血宁片治疗成年缺铁性贫血的疗效比较 [J]. 现代临床医学，2012，38（3）：194-195.

[3] 占伟强，王根才，杨明均，等. 生血宁片治疗缺铁性贫血982 例 [J]. 药学进展，2009，29（4）：176-179.

益气维血颗粒（胶囊、片）

【处方】 血红素铁、黄芪、大枣等。

【功能与主治】 补血益气。用于血虚证，气血两虚证的治疗，症见面色萎黄，苍白，头晕目眩，神疲乏力，少气懒言，自汗，唇舌色淡，脉细弱等，以及低色素小细胞型贫血（缺铁性贫血）见上述证候者。

【用法与用量】

颗粒剂：开水冲服。成人一次 10g，一日 3 次；儿童一次 10g，一日 2 次；3 岁以下儿童一次 5g，一日 2 次。

胶囊：口服。成人一次 4 粒，一日 3 次；儿童一次 4 粒，一日 2 次；3 岁以下儿童一次 2 粒，一日 2 次；或遵医嘱。

片剂：口服。成人一次 4 粒，一日 3 次；儿童一次 4 粒，一日 2 次。

【禁忌】 对该药过敏者忌服。

【注意事项】

1. 忌油腻食物。

2. 凡脾胃虚弱，呕吐泄泻，腹胀便溏，咳嗽痰多者慎用。

3. 感冒患者不宜服用。

4. 本品宜饭前服用。

【规格】

颗粒剂：每袋装 10g。

胶囊：每粒装 0.45g。

片剂：每片重 0.55g。

【贮藏】 密封。

【临床报道】90 例缺铁性贫血（气血两虚证）患者随机分为 2 组，治疗组 60 例，予益气维血颗粒口服；对照组 30 例，予阿胶补血口服液口服。疗程均为 30 天。结果：总有效率治疗组为 96.7%，对照组为 83.3%，差异有显著性意义（ $P < 0.05$ ）[1]。

【参考文献】

[1] 谭燕珍，杨业清 . 益气维血颗粒治疗缺铁性贫血（气血两虚证）60 例疗效观察 [J]. 新中医，2006，38（6）：38-39.

健脾生血颗粒（片）

【处方】党参、茯苓、炒白术、甘草、黄芪、山药、炒鸡内金、醋龟甲、山麦冬、醋南五味子、龙骨、煅牡蛎、大枣、硫酸亚铁。

【功能与主治】健脾和胃，养血安神。用于脾胃虚弱及心脾两虚所致的血虚证，症见面色萎黄或㿠白、食少纳呆、脘腹胀闷、大便不调、烦躁多汗、倦怠乏力，舌胖色淡，苔薄白，脉细弱；缺铁性贫血见上述证候者。

【用法与用量】

颗粒剂：饭后用开水冲服。1 岁以内一次 2.5g，1～3 岁一次 5g，3～5 岁一次 7.5g，5～12 岁一次 10g，成人一次 15g，一日 3 次；或遵医嘱。4 周为一疗程。

片剂：饭后口服。1 岁以内一次 0.5 片，1～3 岁一次 1 片，3～5 岁一次 1.5 片，5～12 岁一次 2 片，成人一次 3 片，一日 3 次；或遵医嘱。4 周为一疗程。

【禁忌】孕妇忌服。对该药过敏者忌服。

【注意事项】

1．忌油腻食物，忌茶。

2．勿与含鞣酸类药物合用。

3．凡脾胃虚弱、呕吐泄泻、腹胀便溏、咳嗽痰多者慎用。

4．感冒患者不宜服用。

5．本品宜饭后服用。

【规格】

颗粒剂：每袋装 5g。

片剂：每片重 0.6g。

【贮藏】 密封，防潮。

【药理毒理】 缺铁模型小鼠两组分别给予不同的铁补充剂，测定其血液中红细胞（RBC）含量，血清中超氧化物歧化酶（SOD）活性，丙二醛（MDA）含量，肝脏的过氧化氢酶（CAT）活性。结果两种铁补充剂在改善缺铁性贫血方面疗效肯定，富马酸亚铁混悬液在提高血液中 RBC 含量速度方面快于健脾生血颗粒，但是在对 SOD，MDA，CAT 的影响方面，健脾生血颗粒的作用强于富马酸亚铁混悬液[1]。

【临床报道】 治疗组 74 例缺铁性贫血儿童用健脾生血颗粒，对照组 68 例用硫酸亚铁＋维生素 C 治疗，2 组均治疗观察 4 周。结果治疗组的显效率及总有效率分别为 92% 和 100%，对照组分别为 59% 和 85%，2 组比较显效率及总有效率均有显著性差异（$P < 0.01$ 和 $P < 0.05$），治疗组不良反应少。结论健脾生血颗粒治疗儿童缺铁性贫血疗效确切，安全方便[2]。

【参考文献】

[1] 刘达平. 两种铁补充剂的药理研究 [J]. 今日药学，2009，19（1）：19-20.

[2] 陈春宝，王敏，卢伟. 健脾生血颗粒治疗儿童缺铁性贫血

疗效观察 [J]. 现代中西医结合杂志，2010，19（2）：191-192.

补中益气丸（颗粒、片、口服液）

【处方】炙黄芪、党参、炙甘草、炒白术、当归、升麻、柴胡、陈皮。

【功能与主治】补中益气，升阳举陷。用于脾胃虚弱、中气下陷所致的泄泻、脱肛、阴挺，症见体倦乏力、食少腹胀、便溏久泻、肛门下坠或脱肛、子宫脱垂。

【用法与用量】

丸剂：口服。规格（1）大蜜丸，一次1丸，一日2～3次；规格（2）浓缩丸，一次8～10丸，一日3次；规格（3）水丸，一次6g，一日2～3次。

颗粒剂：口服。一次3g，一日2～3次。

片剂：口服。一次4～5片，一日3次。

口服液：口服。一次1支，一日2～3次。

【注意事项】

1. 本品不适用于恶寒发热表证者，暴饮暴食脘腹胀满实证者。

2. 不宜和感冒类药同时服用。

3. 高血压患者慎服。

4. 服本药时不宜同时服用藜芦或其制剂。

5. 本品宜空腹或饭前服为佳，亦可在进食同时服。

6. 按照用法用量服用，小儿应在医师指导下服用。

7. 服药期间出现头痛、头晕、复视等症，或皮疹、面红者，以及血压有上升趋势，应立即停药。

【规格】

丸剂：（1）每丸重9g，（2）每8丸相当于原生药3g，（3）每袋装6g。

颗粒剂：每袋装3g。

片剂：每片重0.46g。

口服液：每支装10ml。

【贮藏】 密封，防潮。

【药理毒理】 补中益气丸对免疫系统、消化系统、泌尿系统等均有良好的调节作用，并能增强机体非特异性抵抗力、抗菌、抗病毒等。并有调节胃肠运动，抗胃溃疡和抗胃黏膜损伤，兴奋子宫，增强心肌收缩力，影响消化液分泌，促进代谢，抗肿瘤，抗突变等作用。

【临床报道】 观察缺铁性贫血患者采用补中益气丸治疗后临床症状和血红蛋白的变化。结果治愈16例，显效7例，有效5例，无效2例，有效率为93.33%[1]。

【参考文献】

[1] 王萌. 补中益气丸治疗缺铁性贫血30例 [J]. 现代中医药，2012，32（6）：16.

（二）心脾两虚证常用中成药品种

归脾丸（合剂、颗粒、胶囊、片）

【处方】 党参、炒白术、炙黄芪、炙甘草、茯苓、制远志、炒酸枣仁、龙眼肉、当归、木香、大枣（去核）。

【功能与主治】 益气健脾，养血安神。用于心脾两虚，气短心悸，失眠多梦，头晕头昏，肢倦乏力，食欲不振，崩漏便血。

【用法与用量】

丸剂：用温开水或生姜汤送服。规格（1）大蜜丸，一次1丸；规格（2）浓缩丸，一次8～10丸；规格（3）水蜜丸，一次6g；规格（4）、（5）、（6）小蜜丸，一次9g，一日3次。

合剂：口服。规格（1）、（2）一次10～20ml，一日3次，用时摇匀。

颗粒剂：开水冲服。一次1袋，一日3次。

胶囊：口服。一次1～2粒，一日1～2次，于进食或饭后即服。

片剂：口服。一次4～5片，一日3次。

【注意事项】

1. 忌油腻食物。

2. 外感或实热内盛者不宜服用。

3. 本品宜饭前服用。

【规格】

丸剂：（1）每丸重9g，（2）每8丸相当于原药材3g，（3）每袋装6g，（4）每袋装9g，（5）每瓶装60g，（6）每瓶装120g。

合剂：（1）每支装10ml，（2）每瓶装100ml。

颗粒剂：每袋装3g。

胶囊：每粒装0.3g（相当于0.77g药材）。

片剂：每片重0.4g。

【贮藏】 密封。

【药理毒理】 归脾丸具有保护骨髓，促进造血功能恢复作用。归脾丸能增加被辐射小鼠30天的存活率和抗氧化能力以及保护小鼠骨髓，是一种有效的辐射防护剂[1]。归脾丸能改善骨髓抑制小鼠的造血机能，具有促进模型组小鼠外周血象及骨髓象恢复的作用；促进造血干/祖细胞的增殖及分化，并加速造血干/祖细胞 G0/G1 期细胞向 S 期细胞、S 期细胞向 G2/M 期细胞转化；增强骨髓抑制小鼠骨髓基质细胞的活性，促进骨髓基质中 FN、LN 的表达，该复方通过以上途径促进骨髓抑制小鼠骨髓造血功能的恢复[2]。

【临床报道】将 62 例肿瘤相关性贫血患者，随机分为治疗组 31 例和对照组 31 例。对照组口服速力菲胶囊及叶酸片，治疗组在对照组的基础上加用归脾汤，治疗组在增高血红蛋白量、红细胞计数方面与对照组比较，差异有统计学意义（$P < 0.05$）；治疗组有效率为 93.5%，对照组有效率为 48.4%，两组有效率比较，差异有统计学意义（$P < 0.05$）[3]。将 60 例妊娠期缺铁性贫血患者随机分成归脾汤加铁剂组和单口服铁剂组各 30 例，归脾汤加铁剂组与单口服铁剂组在治疗后血红蛋白及临床症状改善上明显优于对照组，差异有统计学意义[4]。

【参考文献】

[1]XU Ping, JIA Jun-qing, JIANG En-jin, etal.Protective Effect of An Extract of Guipi Pill against Radiation-Induced Damage in Mice[J].Chin I Med，2012，18（7）：490-495.

[2] 黄茜 . 归脾丸对骨髓抑制小鼠造血调控的影响及机制探讨 [D]. 四川：成都中医药大学，2010.

[3] 宋春燕，王翠英，沈凤梅 . 归脾汤治疗肿瘤相关性贫血临床研究 [J]. 中医学报，2013，28（3）：320-321.

[4] 皮精英，陈超霞 . 归脾汤联合铁剂治疗妊娠期缺铁性贫血 60 例临床观察 [J]. 中医临床研究，2011，3（16）：35-36.

人参养荣丸

【处方】人参、白术（土炒）、茯苓、炙甘草、当归、熟地黄、白芍（麸炒）、炙黄芪、陈皮、远志（制）、肉桂、五味子（酒蒸），辅料为赋形剂蜂蜜、生姜及大枣。

【功能与主治】温补气血。用于气血两亏，病后虚弱。

【用法与用量】口服。大蜜丸，一次1丸，一日1～2次。

【注意事项】

1．孕妇及身体壮实不虚者忌服。

2．本品中有肉桂属温热药，因此出血者忌用。

3．服用本品同时不宜服用藜芦、五灵脂、皂荚或其制剂。

4．不宜喝茶和吃萝卜，以免影响药效。

5．不宜和感冒类药同时服用。

6．本品宜饭前服用或进食同时服。

【规格】大蜜丸，每丸重9g。

【药理毒理】180只辐射损伤小鼠模型，经人参养荣丸治疗，经过对外周血白细胞（WBC）计数、骨髓有核细胞测试计数、骨髓微核测试等监测，结果：人参养荣丸对因辐射导致的小鼠骨髓损伤具有明显保护作用[1]。

【参考文献】

[1]CHEN Yan-zhi, LIN Fei, ZHUANG Gui-bao, etal. Protective Effect of Renshen Yangrong Decoction（人参养荣汤）on Bone Marrow against Radiation Injury in Mouse[J].Chinese Journal of Integrative Medicine，2011，17：453-458.

人参归脾丸

【处方】人参、白术、茯苓、甘草、黄芪、当归、木香、远志、龙眼肉、酸枣仁。

【功能与主治】益气补血，健脾养心。用于心脾两虚，气血不足所致的心悸，失眠健忘，食少体倦，面色萎黄。

【用法与用量】口服。规格（1）小蜜丸，一次 9g；规格（2）大蜜丸，一次 1 丸，一日 2 次。

【禁忌】身体壮实不虚者忌服。对本药过敏者禁用。

【注意事项】

1．不宜和感冒类药同时服用。

2．不宜喝茶和吃萝卜，以免影响药效。

3．服用本品同时不宜服用藜芦、五灵脂、皂荚或其制剂。

4．高血压患者或正在接受其他药物治疗者应在医师指导下服用。

5．本品宜饭前服用或进食同时服。

【规格】（1）小蜜丸，每袋装 6g，（2）大蜜丸，每丸 9g。

【贮藏】密闭，防潮。

【临床报道】老年缺铁性贫血患者随机分为治疗组和对照组两组，治疗组在对照组的基础上加用中药人参归脾丸治疗，同时配合桂圆蛋方食疗，疗程均为 2 周。观察比较两组患者治疗前后红细胞（RBC）、血红蛋白（Hb）、红细胞压积（HCT）的变化。结果：治疗组较对照组患者各项指标增加明显，差异有统计学意义（$P < 0.01$）。治疗组治疗效果明显优于对照组，治疗组患者 Hb 平均每周增长 1 ~ 2g/dl[1]。子宫肌瘤继发中重度贫血患者 120 例，随机分为治疗组及对照组各 60 例。治疗组在对照组基础上加人参

归脾丸治疗，同时配合桂圆蛋方食疗。结果：两组在治疗后 RBC、Hb 及 HCT 均较治疗前改善，且治疗组较对照组改善明显，差异有统计学意义（$P < 0.01$）[2]。

【参考文献】

[1] 陈艳红，郝莉，李慧英，等．中西医结合配合食疗治疗老年缺铁性贫血的临床研究 [J]．世界中西医结合杂志，2012，7（3）：237-238.

[2] 李慧英，李凤梅，王改青，等．中西医结合配合食疗在子宫肌瘤继发贫血中的应用 [J]．中医药导报，2012，18（1）：25-26.

（三）脾肾阳虚证常用中成药品种

复方阿胶浆

【处方】 阿胶、红参、熟地黄、党参、山楂。

【功能与主治】 补气养血。用于气血两虚，头晕目眩，心悸失眠，食欲不振，白细胞减少症及贫血。

【用法与用量】 口服。一次 20ml（1 支），一日 3 次。

【注意事项】

1．服用本品同时不宜服用藜芦、五灵脂、皂荚或其制剂；不宜喝茶和吃萝卜，以免影响药效。

2．凡脾胃虚弱，呕吐泄泻，腹胀便溏，咳嗽痰多者慎用。

3．感冒患者不宜服用。

4．本品宜饭前服用。

【规格】 每支装 20ml。

【贮藏】 密封，置阴凉处。

【药理毒理】 复方阿胶浆具有促进骨髓细胞增殖、升高外周血象、增强凝血功能等作用。

·骨髓细胞增殖 阿胶含有多种蛋白质、氨基酸、钙等，对缺血性动物的红细胞、血红蛋白及红细胞压积有显著的促进作用。能改善血钙平衡，促进红细胞的生成。此外，阿胶还能对骨髓细胞的功能有显著的促进作用。能显著性地升高白细胞的数目、升高血压，防止失血性休克。阿胶对吉西他滨所致小鼠血虚模型在每天3次，每次给予3.12mg/kg，给药7d后有明显疗效，对骨髓细胞有明显增殖作用，能增加红细胞数，又能刺激骨髓中干祖细胞集落的形成，促进造血，增强免疫力，提高耐缺氧、耐疲劳的能力[1]。

·升高外周血象 复方阿胶浆可以升高 RBC、WBC、血小板计数，血红蛋白数和有核细胞数，对环磷酰胺所致小鼠血虚模型外周血血细胞状况和骨髓象均有改善作用；对气血双虚模型小鼠的血象及免疫水平均有一定的改善和调节作用[2, 3]。

·增强凝血功能 从复方阿胶浆对乙酰苯肼所致小鼠溶血性贫血模型的实验研究中发现，与模型组相比，复方阿胶浆可使溶血性贫血动物模型的凝血时间缩短、网织红细胞数增加、中性粒细胞百分数减少、淋巴细胞百分数增加、血红蛋白（Hb）及平均红细胞血红蛋白量（MCH）增加，说明复方阿胶浆能够增强凝血因子凝血功能和骨髓造血功能；由于 Hb 及 MCH 增加，说明复方阿胶浆对贫血有很好的治疗作用[4]。

【临床报道】 肾性患者贫血，复方阿胶浆与促红细胞生成素（EPO）合用，皮下注射 EPO 2000U，每周 2 次，同时加用复方阿胶浆 20ml，每天 2 次，治疗前后均检测 Hb、红细胞压积（HCT）等指标，结果表明复方阿胶浆联合 EPO 治疗肾性贫血较单用 EPO

长期疗效更好，作用更持久，使贫血程度有效降低[5]。对恶性肿瘤伴发贫血患者，复方阿胶浆能显著改善其肿瘤化疗相关性贫血的临床症状和生活质量，并降低化疗不良反应[6]。

【参考文献】

[1] 苏晓妹，魏东，张涛，等.阿胶对血虚证动物模型的作用[J].中国药师，2006，7（9）：597.

[2] 苗明三，周立华，侯江红，等.四种缓解化学药物治疗后骨髓抑制中成药对环磷酰胺所致小鼠血虚模型外周血和骨髓象的影响[J].中国组织工程研究与临床康复，2007，11（20）：3998.

[3] 苗明三，周立华，侯江红，等.四种中成药对气血双虚型小鼠血象及免疫水平的影响[J].中国组织工程研究与临床康复，2007，11（11）：2025.

[4] 杜先婕，宋林奇，谢人明，等.复方阿胶浆对乙酰苯肼所致小鼠溶血性贫血模型的实验研究[J].中成药，2009，31（5）：790.

[5] 雁霞.复方阿胶浆联合促红细胞生成素治疗肾性贫血28例疗效观察[J].中国医药导报，2008，5（27）：62.

[6] 何佩珊.复方阿胶浆治疗肿瘤化疗相关性贫血临床观察[D].北京：北京中医药大学，2010：44.

小儿生血糖浆

【处方】 熟地黄200g，山药（炒）200g，大枣500g，硫酸亚铁12g。

【功能与主治】 健脾养胃，补血生津。用于小儿缺铁性贫血及营养不良性贫血。

【用法与用量】 口服。1～3岁小儿一次10ml，3～5岁一次

15ml，一日 2 次。

【注意事项】

1．糖尿病患者慎用。

2．服药期间忌饮茶和食用含鞣酸类食物及药物。

【规格】 每支装 10ml。

【贮藏】 密封，避光，置阴凉处。

【临床报道】 将缺铁性贫血患儿分为 2 组，治疗组给予小儿生血糖浆口服，对照组给予硫酸亚铁冲剂口服，结果：治疗组患儿食欲、多汗及烦躁的改善情况显著优于对照组（$P < 0.01$）；2 组治疗后血红蛋白、血清铁蛋白、红细胞游离原卟啉改善情况和总有效率比较无显著性差异；治疗组拒绝服药及服药后不良反应发生率明显低于对照组（$P < 0.01$）[1]。

【参考文献】

[1] 崔雁. 小儿生血糖浆治疗缺铁性贫血 50 例疗效观察 [J]. 现代中西医结合杂志，2005，14（2）：171.

养血饮口服液

【处方】 当归、黄芪、鹿角胶、阿胶、大枣，辅料：蔗糖、苯甲酸、羟苯乙酯、枸橼酸、枸橼酸钠。

【功能与主治】 补气养血，益肾助脾。用于气血两亏，崩漏下血，体虚羸弱，血小板减少及贫血，对放疗和化疗后引起的白细胞减少症有一定的治疗作用。

【用法与用量】 口服。一次 1 支，一日 2 次。

【注意事项】

1．忌油腻食物。

2．外感或实热内盛者不宜服用。

3．孕妇慎用。

4．本品宜饭前服用。

【规格】每支装 10ml。

【贮藏】密封，置阴凉处（不超过 20℃）。

【临床报道】60 例维持性血液透析伴肾性贫血患者，随机分成中西药组 30 例，用养血饮联合 EPO 治疗；西药组 30 例，单用 EPO 治疗；治疗 3 个月后观察疗效。结果：中西药组 CD4、CD4/CD8 的改善明显优于西药组（$P < 0.05$），HCT、HGB 两组无统计学差异（$P > 0.05$）。在改善临床症状方面，中西药组疗效明显优于西药组（$P > 0.05$）[1]。养血饮能提高缺铁性贫血患儿血红蛋白、血清铁，降低红细胞原卟啉，与硫酸亚铁的疗效比较无显著性差异（$P > 0.05$）[2]。

【参考文献】

[1] 卜训亚. 使用养血饮口服液对 100 例小儿营养性缺铁性贫血患儿进行临床观察 [J]. 江苏医药，2012，38（11）：1346-1347.

[2] 张桂玲，卢青军，李永申，等. 养血饮口服液与硫酸亚铁对照治疗小儿缺铁性贫血 100 例 [J]. 中国新药杂志，2002，11（3）：232-234.

再造生血胶囊（片）

【处方】菟丝子（酒制）、红参（去芦）、鸡血藤、阿胶、当归、女贞子、黄芪、益母草、熟地黄、白芍、制何首乌、淫羊藿、黄精（酒制）、鹿茸（去毛）、党参、麦冬、仙鹤草、白术（炒）、补骨脂（盐制）、枸杞子、墨旱莲。

【功能与主治】补肝益肾，补气养血。用于肝肾不足，气血两虚所致的血虚虚劳，症见心悸气短，头晕目眩，倦怠乏力，腰膝酸软，面色苍白，唇甲色淡，或伴出血；再生障碍性贫血，缺铁性贫血见以上证候者。

【用法与用量】

胶囊：口服。一次5粒，一日3次。

片剂：口服。一次5片，一日3次。

【注意事项】

1．本品为补益之剂，感冒者慎用，以免表邪不解。

2．服药期间饮食宜选清淡易消化之品。

3．再生障碍性贫血和缺铁性贫血必要时采取综合治疗措施。

【规格】

胶囊：每粒装0.32g。

片剂：每片重0.38g。

【贮藏】密封。

金匮肾气丸（片）

【处方】地黄、山茱萸（酒炙）、山药、牡丹皮、泽泻、茯苓、桂枝、附子（炙）、牛膝（去头）、车前子（盐炙）。

【功能与主治】温补肾阳，化气行水。用于肾虚水肿，腰膝酸软，小便不利，畏寒肢冷。

【用法与用量】

丸剂：口服。规格（1）大蜜丸，一次1丸；规格（2）水蜜丸，一次4～5g（20～25粒），一日2次。

片剂：口服。一次4片，一日2次。

【禁忌】孕妇忌服。

【注意事项】忌房欲、气恼。忌食生冷食物。

【规格】

丸剂：（1）每丸重6g，（2）每100粒重20g。

片剂：每片重0.27g。

【贮藏】密封，置阴凉处。

【药理毒理】金匮肾气丸具有增强免疫功能作用。金匮肾气丸明显增强小鼠腹腔巨噬细胞的吞噬功能。对免疫抑制小鼠，金匮肾气丸能提高腹腔巨噬细胞的吞噬功能，提高胸腺重量，提高溶血素含量，促进淋巴转化功能，提高红细胞数。结论：金匮肾气丸具有增强免疫抑制小鼠免疫功能的作用。肾阳虚的人或动物都可能表现出下丘脑－垂体－肾上腺皮质系统的功能紊乱，而服用金匮肾气丸治疗后，上述病变常能得到不同程度的改善甚或完全恢复正常。说明温补肾阳类药物在具有可的松样正作用的同时，避免了激素类药物的副反应[1, 2]。

【临床报道】金匮肾气丸联合乳酶生治疗老年性巨幼细胞性贫血，较常规治疗血象恢复快，缩短病程[3]。

【参考文献】

[1] 张家玮.金匮肾气丸对金匮肾气丸证患者免疫功能的影响[J].中国中医药信息杂志，2002，9（4）：18-19.

[2] 马红，沈继译，张名伟，等.金匮肾气丸免疫调节作用的实验研究[J].中药药理与临床，2000，16（6）：5-6.

[3] 钟奇.金匮肾气丸及乳酶生治疗老年性巨幼细胞性贫血[J].浙江临床医学，2011，13（1）：57-58.

右归丸（胶囊）

【处方】 熟地黄、附子、肉桂、山药、山茱萸、菟丝子、鹿角胶、枸杞子、当归、杜仲。

【功能与主治】 温补肾阳，填精益髓。主治肾阳不足引起的命门火衰，神疲气怯，畏寒肢冷，阳痿遗精，不能生育，腰膝酸软，小便自遗，肢节痹痛，周身浮肿；或火不能生土，脾胃虚寒，饮食少进，或呕恶腹胀，或反胃噎膈，或脐腹多痛，或大便不实，泻痢频作。

【用法与用量】

丸剂：口服。一次 9g，一日 1 次；或将药丸加适量开水溶后服。

胶囊：口服。一次 4 粒，一日 3 次。

【禁忌】 忌食生冷。

【注意事项】 肾虚有湿浊者不宜应用。

【规格】

丸剂：大蜜丸，每丸重 9g。

胶囊：每粒装 0.45g。

【贮藏】 密封，置阴凉处。

【药理毒理】 临床前动物实验结果提示：本品可使去势大鼠的阴茎勃起潜伏期短；增加雄性幼年大鼠精囊腺重量；延长肾阳虚证小鼠负重游泳时间；抑制肾阳虚证小鼠的体温降低。右归丸可能通过促进骨髓细胞修复受损的 DNA，加速通过 G1/S 和 S 期监测点，进行增殖和分化；抑制造血细胞凋亡；调节造血细胞增殖与凋亡之间的平衡，从而促进损伤骨髓造血功能恢复[1, 2]。

【参考文献】

[1] 郑轶峰，张力华，秦剑，等．右归丸对骨髓抑制小鼠造血功能的影响[J].浙江中西医结合杂志，2009，19（4）：395-397.

[2] 郑轶峰，姜建青，张力华，等．右归丸对骨髓抑制小鼠骨髓细胞周期和凋亡的影响[J].西南军医，2009，11（3）：395.

附子理中丸（片）

【处方】附子、党参、白术、干姜、甘草。

【功能与主治】温中健脾。用于脾胃虚寒，脘腹冷痛，呕吐泄泻，手足不温。

【用法与用量】

丸剂：口服。规格（1）大蜜丸，一次1丸，一日2～3次；规格（2）浓缩丸，一次8～12丸，一日3次；规格（3）水蜜丸，一次6g，一日2～3次。

片剂：口服。一次6～8片，一日1～3次。

【注意事项】

1．忌不易消化食物，孕妇慎用。

2．感冒发热患者不宜服用。

【规格】

丸剂：（1）每丸重9g，（2）每8丸相当于原生药3g，（3）每袋装6g。

片剂：基片重0.25g。

【贮藏】密封，置阴凉处。

生血丸

【处方】 鹿茸、黄柏、白术（炒）、山药、紫河车等。

【功能与主治】 补肾健脾，填精补髓。用于失血血亏，放、化疗后全血细胞减少及再生障碍性贫血。

【用法与用量】 口服。一次 1 丸，一日 3 次；小儿酌减。

【注意事项】 阴虚内热，舌质红，少苔者慎用。

【规格】 每丸重 5g。

【贮藏】 密封，置阴凉干燥处。

（四）肝肾阴虚证常用中成药品种

六味地黄丸（颗粒、胶囊、片、口服液）

【处方】 熟地黄、酒萸肉、牡丹皮、山药、茯苓、泽泻。

【功能与主治】 滋阴补肾。用于肾阴亏损，头晕耳鸣，腰膝酸软，骨蒸潮热，盗汗遗精，消渴。

【用法与用量】

丸剂：口服。规格（1）大蜜丸，一次 1 丸，一日 2 次；规格（2）浓缩丸，一次 8 丸，一日 3 次；规格（3）水蜜丸，一次 6g，一日 2 次；规格（4）、（5）、（6）小蜜丸，一次 9g，一日 2 次。

颗粒剂：开水冲服。一次 5g，一日 2 次。

胶囊：口服。规格（1）一次 1 粒；规格（2）一次 2 粒，一日 2 次。

片剂：口服。一次 8 片，一日 2 次。

口服液：口服。一次 10ml，一日 2 次；儿童酌减或遵医嘱。

【注意事项】

1．忌辛辣食物。

2．不宜在服药期间服感冒药。

3．按照用法用量服用，孕妇、小儿应在医师指导下服用。

【规格】

丸剂：（1）每丸重9g，（2）每8丸重1.44g（每8丸相当于饮片3g），（3）每袋装6g，（4）每袋装9g，（5）每瓶装60g，（6）每瓶装120g。

颗粒剂：每袋装5g。

胶囊：（1）每粒装0.3g，（2）每粒装0.5g。

片剂：每片重0.55g，每盒装100片。

口服液：每支装10ml。

【贮藏】 密封。

【药理毒理】 能够不同程度改善骨髓抑制小鼠的体重及外周血象，能够增加骨髓有核细胞数，并促进三系造血祖细胞的增殖，增加各系造血祖细胞的细胞集落数，促进造血功能恢复，从而达到补血的效果[1]。

【参考文献】

[1] 肖文冲．六味地黄丸与桂附地黄丸对放化疗所致骨髓抑制小鼠造血影响的比较研究 [D].四川：成都中医药大学，2009.

知柏地黄丸（颗粒、胶囊、片）

【处方】 知母、黄柏、熟地黄、山茱萸（制）、牡丹皮、山药、茯苓、泽泻。

【功能与主治】 滋阴降火。用于阴虚火旺，潮热盗汗，口干咽痛，耳鸣遗精，小便短赤。

【用法与用量】

丸剂：口服。规格（1）大蜜丸，一次1丸，一日2次；规格（2）、（6）浓缩丸，一次8丸，一日3次；规格（3）、（5）水蜜丸，一次6g，一日2次；规格（4）小蜜丸，一次9g，一日2次。

颗粒剂：口服。一次8g，一日2次。

胶囊：口服。一次6g，一日2次。

片剂：口服。一次6片，一日4次。

【注意事项】

1．孕妇慎服。

2．虚寒性病证患者不适用，其表现为怕冷，手足凉，喜热饮。

3．不宜和感冒类药同时服用。

4．该药品宜空腹或饭前服用，开水或淡盐水送服。

5．按照用法用量服用，小儿应在医师指导下服用。

【规格】

丸剂：（1）每丸重9g，（2）每10丸重1.7g，（3）每袋装6g，（4）每袋装9g，（5）每瓶装60g，（6）每8丸相当于原生药3g。

颗粒剂：每袋装8g。

胶囊：每粒装0.4g。

片剂：每盒装12片。

【贮藏】 密封，置阴凉处。

杞菊地黄丸（胶囊、片）

【处方】 枸杞子、菊花、熟地黄、酒萸肉、牡丹皮、山药、茯苓、泽泻。

【功能与主治】滋肾养肝。用于肝肾阴亏，眩晕耳鸣，羞明畏光，迎风流泪，视物昏花。

【用法与用量】

丸剂：口服。规格（1）大蜜丸，一次1丸，一日2次。规格（2）浓缩丸，一次8丸，一日3次。规格（3）水蜜丸，一次6g；规格（4）、（6）小蜜丸，一次9g；规格（5）小蜜丸，一次6g，一日2次。

胶囊：口服。一次5～6粒，一日3次。

片剂：口服。一次3～4片，一日3次。

【禁忌】对该药品过敏者禁用。

【注意事项】

1. 忌不易消化食物。

2. 感冒发热患者不宜服用。

3. 有高血压、心脏病、肝病、糖尿病、肾病等慢性病严重者应在医师指导下服用。

4. 儿童、孕妇、哺乳期妇女应在医师指导下服用。

5. 过敏体质者慎用。

【规格】

丸剂：（1）每丸重9g，（2）每8丸相当于原药材3g，（3）每袋装6g，（4）每袋装9g，（5）每瓶装60g，（6）每瓶装120g。

胶囊：每粒装0.3g。

片剂：片芯重0.3g。

【贮藏】密封，防潮。

左归丸

【处方】枸杞子、龟板胶、鹿角胶、牛膝、山药、山茱萸、熟地黄、菟丝子。

【功能与主治】滋肾补阴。用于真阴不足，腰酸膝软，盗汗，神疲口燥。

【用法与用量】口服。一次 9g，一日 2 次。

【禁忌】孕妇忌服。儿童禁用。对本品过敏者禁用。

【注意事项】忌油腻食物，感冒患者不宜服用。

【规格】每 10 粒重 1g。

【贮藏】密封，防潮。

大补阴丸

【处方】黄柏（炒褐色）、知母（酒浸，炒）、熟地黄（酒蒸）、龟版（醋炙）、猪脊髓。

【功能与主治】滋阴降火。用于阴虚火旺，潮热盗汗，咳嗽，耳鸣遗精。

【用法与用量】口服。大蜜丸，一次 1 丸，一日 2 次。

【禁忌】对该药过敏者禁用。

【注意事项】忌不易消化食物，感冒发热患者不宜服用。

【规格】每丸重 9g。

【贮藏】密封。

二至丸

【处方】女贞子、旱莲草。

178

【功能与主治】补益肝肾，滋阴止血。用于肝肾阴虚，眩晕耳鸣，咽干鼻燥，腰膝酸痛，月经量多。

【用法与用量】口服。一次9g，一日2次。

【禁忌】孕妇忌服。对该药品过敏者禁用。

【注意事项】忌不易消化食物，感冒发热患者不宜服用。

【规格】每瓶装60g。

【贮藏】密封。

（五）冲任失调证常用中成药品种

八珍丸（颗粒、胶囊、片）

【处方】党参、炒白术、茯苓、甘草、当归、白芍、川芎、熟地黄。

【功能与主治】补气益血。用于气血两虚，面色萎黄，食欲不振，四肢乏力，月经过多。

【用法与用量】

丸剂：口服。规格（1）大蜜丸，一次1丸，一日2次；规格（2）、（4）浓缩丸，一次8丸，一日3次；规格（3）水蜜丸，一次6g，一日2次。

颗粒剂：开水冲服。规格（1）、（2）一次1袋，一日2次。

胶囊：口服。一次3粒，一日2次。

片剂：口服。一次3片，一日3次。

【注意事项】

1. 孕妇慎用。

2．不宜和感冒药同时服用。

3．服本药时不宜同时服用藜芦或其制剂。

4．本品为气血双补之药，性质较黏腻，有碍消化，故咳嗽痰多，脘腹胀痛、纳食不消、腹胀便溏者忌服。

5．本品宜饭前服用或进食同时服。

6．按照用法用量服用，高血压患者，小儿及年老体虚者应在医师指导下服用。

【规格】

丸剂：（1）每丸重9g，（2）每8丸相当于原生药3g，（3）每袋装6g，（4）每瓶装60g。

颗粒剂：每袋装（1）3.5g，（2）8g。

胶囊：每粒装0.4g。

片剂：每片重450mg。

【贮藏】 密封。

【药理毒理】 八珍丸具有提高造血功能、增强免疫功能、改善血液流变学、促进骨髓细胞增殖、恢复外周血象等作用。

·**提高造血功能** 失血性贫血小鼠连续10天灌服八珍汤袋泡剂，可见血红蛋白含量增加，红细胞恢复。本品也能改善血虚大鼠的贫血状态，增加红细胞和血红蛋白。

·**增强免疫功能** 八珍汤能增强小鼠腹腔巨噬细胞吞噬功能。对于免疫抑制动物，八珍汤能拮抗氢化可的松所致体外淋巴细胞增殖和环磷酰胺所致小鼠单核－吞噬细胞系统对碳粒廓清的抑制，及绵羊红细胞所致小鼠足垫迟发型超敏反应和溶血素的生成，拮抗氢化可的松所致小鼠胸腺萎缩及淋巴细胞转化、血清溶血素和凝集素生成的抑制。

·**改善血液流变学** 八珍汤可增高正常大鼠高切（80S-1）下全血比黏度，增加体外血栓湿重和干重，降低肾上腺素加冰水应激所致血瘀模型大鼠体外血栓湿重、干重及血栓长度。八珍汤可降低老龄大鼠全血黏度、血浆黏度及纤维蛋白原含量，抑制血小板聚集，降低血清总胆固醇及甘油三酯水平。

·**促进骨髓细胞增殖** 小鼠血虚模型，以细胞因子的生成和外周血象为检测指标，八珍汤可明显促进血虚小鼠骨髓细胞的增殖，巨噬细胞、脾细胞、骨骼肌条件培养液经八珍汤诱导后对骨髓基质细胞分泌肿瘤坏死因子及骨髓细胞的增殖具有促进作用[1]。

·**恢复外周血象** 用注射环磷酰胺联合乙酰苯肼的方法制备小鼠血虚模型，以外周血象为检测指标，八珍汤可以使小鼠的外周血象指标有所恢复[2]。

【临床报道】将 100 例贫血患者随机分为治疗组 50 例，对照组 50 例，治疗组加入八珍颗粒治疗，疗程结束后评定临床疗效，总有效率治疗组 100%，对照组 80%[3]。

【参考文献】

[1] 淳泽，罗霞，陈东辉，等．八珍汤对血虚模型小鼠造血调控因子影响的实验研究 [J]. 生物医学工程学杂志，2004，21（5）：727-731.

[2] 聂金娜，蔡万德，王迪，等．八珍汤及其所含方剂对血虚小鼠造血功能的影响 [J]. 长春中医药大学学报，2007，23（2）：17-18.

[3] 黄海红．八珍颗粒治疗贫血50 例 [J]. 中国社区医师，2010，31（12）：135.

四物膏（颗粒、胶囊、片）

【处方】 当归、川芎、白芍、熟地黄。

【功能与主治】 调经养血。用于血虚所致的月经量少，色淡，头晕乏力。

【用法与用量】

膏剂：口服。一次 14 ~ 21g，一日 3 次。

颗粒剂：温开水冲服。一次 5g，一日 3 次。

胶囊：口服。一次 5 ~ 7 粒，一日 3 次。

片剂：口服。一次 4 ~ 6 片，一日 3 次。

【禁忌】 对本品过敏者禁用。

【注意事项】

1. 忌食辛辣、生冷食物。

2. 患有其他疾病者，应在医师指导下服用。

3. 经行有块伴腹痛拒按或胸胁胀痛者不宜选用。

4. 平素月经正常，突然出现月经过少，或经期错后，或阴道不规则出血者应去医院就诊。

【规格】

膏剂：每瓶装 250g。

颗粒剂：每袋装 5g。

胶囊：每粒装 0.5g。

片剂：每片重 0.5g。

【贮藏】 密封，置阴凉处。

【药理毒理】 四物汤服后能增强造血细胞的功能，升高血虚大鼠外周血中集落刺激因子的含量[1]。

【参考文献】

[1] 沈亚红，童树洪．四物汤的药效学与临床应用概况 [J].中国医药，2010，19（18）：76.

乌鸡白凤丸（片、胶囊）

【处方】

乌鸡白凤丸（片） 乌鸡（去毛爪肠）、鹿角胶、鳖甲（制）、牡蛎（煅）、桑螵蛸、人参、黄芪、当归、白芍、香附（醋制）、天冬、甘草、地黄、熟地黄、川芎、银柴胡、丹参、山药、芡实（炒）、鹿角霜。

乌鸡白凤胶囊 乌鸡（去毛爪肠）、丹参、地黄、香附（醋制）、人参、白芍、牡蛎（煅）、鹿角霜、银柴胡、甘草、黄芪、鳖甲（制）。

【功能与主治】 补气养血，调经止带。用于气血两虚，身体瘦弱，腰膝酸软，月经不调，崩漏带下。

【用法与用量】

丸剂：口服。规格（1）大蜜丸，一次1丸；规格（2）水蜜丸，一次6g；规格（3）小蜜丸，一次9g，一日2次。规格（4）浓缩丸，一次9g，一日1次；或将药丸加适量开水溶后服。

片剂：口服。一次2片，一日2次。

胶囊：口服。一次2～3粒，一日3次。

【注意事项】

1．忌辛辣、生冷食物。

2．感冒发热患者不宜服用。

3．患有高血压、心脏病、肝病、糖尿病、肾病等慢性病严重者应在医师指导下服用。

4．青春期少女及更年期妇女应在医师指导下服用。

5．平素月经正常，突然出现月经过少，或月经期错后，或阴道不规则出血者应去医院就诊。

6．伴有赤带者，应去医院就诊。

7．服药1个月症状无缓解，应去医院就诊。

【规格】

丸剂：（1）每丸重9g，（2）每袋装6g，（3）每袋装9g，（4）每10丸重1g。

片剂：每片重0.5g。

胶囊：每粒装0.3g。

【贮藏】 密封。

【药理毒理】 乌鸡白凤丸能促进环磷酰胺所致白细胞总数下降的恢复，提高失血小鼠的血红蛋白含量，缩短小鼠出血时间和血浆复钙时间[1]。有动物性激素样作用[2]。本品可增加雌鼠子宫重量，增高大鼠子宫指数和雌二醇含量，动物出现动情期的比率增多[3]。

【参考文献】

[1] 石任兵.名优中成药研究与应用——乌鸡白凤丸[M].北京：人民卫生出版社，2010：300.

[2] 沈鸿，姚祥珍，李晓芹，等.乌鸡白凤口服液与丸剂对动物性激素样作用的比较研究[J].中国实验方剂学杂志，1998，4（5）：50-52.

[3] 高双立.乌鸡白凤丸的药理研究[J].中外健康文摘，2010，7（32）：56.

八珍益母丸（胶囊、片）

【处方】益母草、党参、炒白术、茯苓、甘草、当归、酒白芍、川芎、熟地黄。

【功能与主治】益气养血，活血调经。用于气血两虚兼有血瘀所致的月经不调，症见月经周期错后、行经量少、淋漓不净、精神不振、肢体乏力。

【用法与用量】

丸剂：口服。规格（1）大蜜丸，一次1丸；规格（2）、（4）、（5）水蜜丸，一次6g；规格（3）小蜜丸，一次9g，一日2次。

胶囊：口服。一次3粒，一日3次。

片剂：口服。一次2～3片，一日2次。

【注意事项】

1. 孕妇忌服。

2. 服药期间不宜吃生冷食物。

3. 有高血压、心脏病、肾病或其他治疗者，均应在医师指导下服用。

4. 青春期少女及更年期妇女应在医师指导下服用。

【规格】

丸剂：（1）每丸重9g，（2）每袋装6g，（3）每袋装9g，（4）每瓶装60g，（5）每瓶装120g。

胶囊：每粒装0.28g。

片剂：每片重0.4g。

【贮藏】阴凉贮存（20℃以下）。

逍遥丸（颗粒）

【处方】柴胡、当归、白芍、炒白术、茯苓、炙甘草、薄荷、生姜。

【功能与主治】疏肝健脾，养血调经。用于肝郁脾虚所致的郁闷不舒、胸胁胀痛、头晕目眩、食欲减退、月经不调。

【用法与用量】

丸剂：口服。规格（1）大蜜丸，一次1丸，一日2次；规格（2）、（3）水丸，一次6～9g，一日1～2次；规格（4）浓缩丸，一次8丸，一日3次。

颗粒剂：开水冲服。规格（1）、（2）、（3）、（4）一次1袋，一日2次。

【禁忌】对该药过敏者忌服。

【注意事项】

1．服药期间忌食寒凉、生冷食物。

2．孕妇服用时请向医师咨询。

3．感冒时不宜服用本药。

4．月经量过多者不宜服用本药。

5．按照用法用量服用，长期服用应向医师咨询。

7．过敏体质者慎用。

【规格】

丸剂：（1）每丸重9g，（2）每袋装6g，（3）每袋装9g，（4）每8丸相当于原生药3g。

颗粒剂：（1）每袋装4g，（2）每袋装5g，（3）每袋装6g，（4）每袋装15g。

【贮藏】密封。

（六）肠道虫积证常用中成药品种

四君子丸（合剂、颗粒）

【处方】党参、白术（炒）、茯苓、炙甘草。

【功能与主治】益气健脾。用于脾胃气虚，胃纳不佳，食少便溏。用于治疗消化性溃疡病、慢性结肠炎、慢性肝炎、慢性低热、冠心病、贫血等病的脾气虚患者。

【用法与用量】

丸剂：口服。一次 3～6g，一日 3 次。

合剂：口服。一次 20ml，一日 3 次。

颗粒剂：用开水冲服。一次 15g，一日 3 次。

【禁忌】对该药过敏者忌服。

【注意事项】

1．忌油腻食物。

2．外感或实热内盛者不宜服用。

3．本品宜饭前服用。

4．按照用法用量服用，小儿，孕妇，高血压、糖尿病患者应在医师指导下服用。

【规格】

丸剂：每袋装 3g。

合剂：每瓶装 100ml。

颗粒剂：每袋装 15g。

【贮藏】密闭，防潮。

化虫丸

【处方】使君子、雷丸、鹤虱、槟榔、苦楝皮、明矾、枯矾、青矾、苍术、茵陈、熟地。

【功能与主治】杀虫消积。用于虫积腹痛，蛔虫、绦虫、蛲虫等寄生虫病。

【用法与用量】口服，早晨空腹或睡前服。一次 6～9g，一日 1～2 次。1 岁儿童服 1.5g，7 岁以上用成人 1/2 量，3～7 岁儿童用成人 1/3 量。

【禁忌】孕妇忌用。

【注意事项】

1．本方有一定毒性，不宜连续使用，剂量要控制。

2．服本方后，宜调补胃气，以善其后。

【规格】每丸重 6g。

【贮藏】密闭，防潮。

附二

治疗缺铁性贫血的常用中成药简表

证型	药物名称	功能	主治病证	用法用量	备注
脾胃虚弱证	香砂六君丸（片）	益气健脾，和胃。	用于脾虚气滞，消化不良，嗳气食少，脘腹胀满，大便溏泄。	丸剂：口服。规格（1）浓缩丸，一次 12 丸，一日 3 次；规格（2）、（3）、（4）水丸，一次 6～9g，一日 2～3 次。片剂：口服。一次 4～6 片，一日 2～3 次。	丸剂：药典，医保，基药 片剂：药典，医保

证型	药物名称	功能	主治病证	用法用量	备注
脾胃虚弱证	当归补血丸（口服液、颗粒、胶囊）	补养气血。	用于身体虚弱、气血两亏。	丸剂：规格（1）浓缩蜜丸，一次6g；规格（2）大蜜丸，一次9g，一日2次。口服液：口服。一次10ml，一日2次。颗粒剂：口服。一次10g，一日2～3次。胶囊：口服。一次5粒，一日2次。	丸剂：药典，医保口服液：药典，医保颗粒剂：药典，医保胶囊：药典，医保
	益中生血胶囊	健脾和胃，益气生血。	用于脾胃虚弱、气血两虚所致的面色萎黄、头晕、纳差、心悸气短、食后腹胀、神疲倦怠、失眠健忘、大便溏泻、舌淡或有齿痕、脉细弱等；缺铁性贫血见上述证候者。	口服。一次3粒，一日3次，饭后服用。	药典
	生血宁片	益气补血。	用于缺铁性贫血属气血两虚证者，症见面部、肌肤萎黄或苍白，神疲乏力，眩晕耳鸣，心悸气短，舌淡或胖，脉弱等。	口服。轻度缺铁性贫血患者，一次2片，一日2次；中、重度患者，一次2片，一日3次；儿童患者，一次1片，一日3次，30天为一疗程。	药典，医保
	益气维血颗粒（胶囊、片）	补血益气。	用于血虚证，气血两虚证的治疗。症见面色萎黄，苍白，头晕目眩，神疲乏力，少气懒言，自汗，唇舌色淡，脉细弱等，以及低色素小细胞型贫血（缺铁性贫血）见上述证候者。	颗粒剂：开水冲服。成人一次10g，一日3次；儿童一次10g，一日2次，3岁以下儿童一次5g，一日2次。胶囊：口服。成人一次4粒，一日3次；儿童一次4粒，一日2次；3岁以下儿童一次2粒，一日2次；或遵医嘱。片剂：口服。成人一次4粒，一日3次；儿童一次4粒，一日2次。	颗粒剂：药典，医保胶囊：药典，医保片剂：药典，医保

证型	药物名称	功能	主治病证	用法用量	备注
脾胃虚弱证	健脾生血颗粒（片）	健脾和胃，养血安神。	用于脾胃虚弱及心脾两虚所致的血虚证，症见面色萎黄或㿠白、食少纳呆、脘腹胀闷、大便不调、烦躁多汗、倦怠乏力、舌胖色淡、苔薄白、脉细弱；缺铁性贫血见上述证候者。	颗粒剂：饭后用开水冲服。1岁以内一次2.5g，1～3岁一次5g，3～5岁一次7.5g，5～12岁一次10g，成人一次15g，一日3次；或遵医嘱。4周为一疗程。片剂：饭后口服。1岁以内一次0.5片，1～3岁一次1片，3～5岁一次1.5片，5～12岁一次2片，成人一次3片，一日3次；或遵医嘱。4周为一疗程。	颗粒剂：药典，医保，基药 片剂：药典，医保，基药
	补中益气丸（颗粒、片、口服液）	补中益气，升阳举陷。	用于脾胃虚弱、中气下陷所致的泄泻、脱肛、阴挺，症见体倦乏力、食少腹胀、便溏久泻、肛门下坠或脱肛、子宫脱垂。	丸剂：口服。规格（1）大蜜丸，一次1丸，一日2～3次；规格（2）浓缩丸，一次8～10丸，一日3次；规格（3）水丸，一次6g，一日2～3次。颗粒剂：口服。一次3g，一日2～3次。片剂：口服。一次4～5片，一日3次。口服液：口服。一次1支，一日2～3次。	丸剂：医保，基药 颗粒剂：医保，基药 片剂：医保 口服液：医保
心脾两虚证	归脾丸（合剂、颗粒、胶囊、片）	益气健脾，养血安神。	用于心脾两虚，气短心悸，失眠多梦，头晕头昏，肢倦乏力，食欲不振，崩漏便血。	丸剂：用温开水或生姜汤送服。规格（1）大蜜丸，一次1丸；规格（2）浓缩丸，一次8～10丸；规格（3）水蜜丸，一次6g；规格（4）、（5）、（6）小蜜丸，一次9g，一日3次。合剂：口服。规格（1）、（2）一次10～20ml，一日3次，用时摇匀。颗粒剂：开水冲服。一次1袋，一日3次。	丸剂：药典，医保，基药 合剂：药典，医保，基药 颗粒：医保 胶囊：医保 片剂：医保

续表

证型	药物名称	功能	主治病证	用法用量	备注
心脾两虚证				胶囊：口服。一次1～2粒，一日1～2次，于进食或饭后即服。片剂：口服。一次4～5片，一日3次。	
	人参养荣丸	温补气血。	用于气血两亏，病后虚弱。	口服。大蜜丸，一次1丸，一日1～2次。	药典，医保
	人参归脾丸	益气补血，健脾养心。	用于心脾两虚，气血不足所致的心悸、失眠健忘、食少体倦、面色萎黄。	口服。规格（1）小蜜丸，一次9g；规格（2）大蜜丸，一次1丸，一日2次。	医保
脾肾阳虚证	复方阿胶浆	补气养血。	用于气血两虚，头晕目眩，心悸失眠，食欲不振，白细胞减少症及贫血。	口服。一次20ml（1支），一日3次。	药典，医保
	小儿生血糖浆	健脾养胃，补血生津。	用于小儿缺铁性贫血及营养不良性贫血。	口服。1～3岁小儿一次10ml，3～5岁一次15ml，一日2次。	药典，医保
	养血饮口服液	补气养血，益肾助脾。	用于气血两亏，崩漏下血，体虚羸弱，血小板减少及贫血，对放疗和化疗后引起的白细胞减少症有一定的治疗作用。	口服。一次1支，一日2次。	药典，医保
	再造生血胶囊（片）	补肝益肾，补气养血。	用于肝肾不足，气血两虚所致的血虚虚劳，症见心悸气短、头晕目眩、倦怠乏力、腰膝酸软、面色苍白、唇甲色淡，或伴出血；再生障碍性贫血，缺铁性贫血见以上证候者。	胶囊：口服。一次5粒，一日3次。片剂：口服。一次5片，一日3次。	胶囊：药典片剂：药典

证型	药物名称	功能	主治病证	用法用量	备注
脾肾阳虚证	金匮肾气丸（片）	温补肾阳，化气行水。	用于肾虚水肿，腰膝酸软，小便不利，畏寒肢冷。	丸剂：口服。规格（1）大蜜丸，一次1丸；规格（2）水蜜丸，一次4～5g（20～25粒），一日2次。片剂：口服。一次4片，一日2次。	丸剂：医保，基药 片剂：医保，基药
	右归丸（胶囊）	温补肾阳，填精益髓。	主治肾阳不足引起的命门火衰，神疲气怯，畏寒肢冷，阳痿遗精，不能生育，腰膝酸软，小便自遗，肢节痹痛，周身浮肿；或火不能生土，脾胃虚寒，饮食少进，或呕恶腹胀，或反胃噎嗝，或脐腹多痛，或大便不实，泻痢频作。	丸剂：口服。一次9g，一日1次；或将药丸加适量开水溶后服。胶囊：口服。一次4粒，一日3次。	丸剂：医保 胶囊：医保
	附子理中丸（片）	温中健脾。	用于脾胃虚寒，脘腹冷痛，呕吐泄泻，手足不温。	丸剂：口服。规格（1）大蜜丸，一次1丸，一日2～3次；规格（2）浓缩丸，一次8～12丸，一日3次；规格（3）水蜜丸，一次6g，一日2～3次。片剂：口服。一次6～8片，一日1～3次。	丸剂：医保，基药 片剂：医保，基药
	生血丸	补肾健脾，填精补髓。	用于失血血亏，放、化疗后全血细胞减少及再生障碍性贫血。	口服。一次1丸，一日3次；小儿酌减。	药典
肝肾阴虚证	六味地黄丸（颗粒、胶囊、片、口服液）	滋阴补肾。	用于肾阴亏损，头晕耳鸣，腰膝酸软，骨蒸潮热，盗汗遗精，消渴。	丸剂：口服。规格（1）大蜜丸，一次1丸，一日2次；规格（2）浓缩丸，一次8丸，一日3次；规格（3）水蜜丸，一次6g，一日2次；规格（4）、	丸剂：药典，医保，基药 颗粒：医保，基药 胶囊：医保，基药

证型	药物名称	功能	主治病证	用法用量	备注
				（5）、（6）小蜜丸，一次9g，一日2次。 颗粒剂：开水冲服。一次5g，一日2次。 胶囊：口服。规格（1）一次1粒；规格（2）一次2粒，一日2次。 片剂：口服。一次8片，一日2次。 口服液：口服。一次10ml，一日2次；儿童酌减或遵医嘱。	片剂：医保 口服液：医保
肝肾阴虚证	知柏地黄丸（颗粒、胶囊、片）	滋阴降火。	用于阴虚火旺，潮热盗汗，口干咽痛，耳鸣遗精，小便短赤。	丸剂：口服。规格（1）大蜜丸，一次1丸，一日2次；规格（2）、（6）浓缩丸，一次8丸，一日3次；规格（3）、（5）水蜜丸，一次6g，一日2次；规格（4）小蜜丸，一次9g，一日2次。 颗粒剂：口服。一次8g，一日2次。 胶囊：口服。一次6g，一日2次。 片剂：口服。一次6片，一日4次。	丸剂：医保，基药 颗粒剂：医保 胶囊：医保 片剂：医保
	杞菊地黄丸（胶囊、片）	滋肾养肝。	用于肝肾阴亏，眩晕耳鸣，羞明畏光，迎风流泪，视物昏花。	丸剂：口服。规格（1）大蜜丸，一次1丸，一日2次。规格（2）浓缩丸，一次8丸，一日3次。规格（3）水蜜丸，一次6g；规格（4）、（6）小蜜丸，一次9g；规格（5）小蜜丸，一次6g，一日2次。 胶囊：口服。一次5～6粒，一日3次。 片剂：口服。一次3～4片，一日3次。	丸剂：基药，医保 胶囊：基药，医保 片剂：基药，医保

证型	药物名称	功能	主治病证	用法用量	备注
肝肾阴虚证	左归丸	滋肾补阴。	用于真阴不足，腰酸膝软，盗汗，神疲口燥。	口服。一次9g，一日2次。	医保
	大补阴丸	滋阴降火。	用于阴虚火旺，潮热盗汗，咳嗽，耳鸣遗精。	口服。大蜜丸，一次1丸，一日2次。	医保
	二至丸	补益肝肾，滋阴止血。	用于肝肾阴虚，眩晕耳鸣，咽干鼻燥，腰膝酸痛，月经量多。	口服。一次9g，一日2次。	医保
冲任失调证	八珍丸（颗粒、胶囊、片）	补补气益血。	用于气血两虚，面色萎黄，食欲不振，四肢乏力，月经过多。	丸剂：口服。规格（1）大蜜丸，一次1丸，一日2次；规格（2）、（4）浓缩丸，一次8丸，一日3次；规格（3）水蜜丸，一次6g，一日2次。颗粒剂：开水冲服。规格（1）、（2）一次1袋，一日2次。胶囊：口服。一次3粒，一日2次。片剂：口服。一次3片，一日3次。	丸剂：药典，医保，基药 颗粒剂：药典，医保，基药 胶囊：药典，医保，基药 片剂：药典，医保
	四物膏（颗粒、胶囊、片）	调经养血。	用于血虚所致的月经量少，色淡，头晕乏力。	膏剂：口服。一次14～21g，一日3次。颗粒剂：温开水冲服。一次5g，一日3次。胶囊：口服。5～7粒，一日3次。片剂：口服。一次4～6片，一日3次。	膏剂：药典，医保 颗粒剂：药典，医保 胶囊：药典，医保 片剂：药典，医保
	乌鸡白凤丸（胶囊、片）	补气养血，调经止带。	用于气血两虚，身体瘦弱，腰膝酸软，月经不调，崩漏带下。	丸剂：口服。规格（1）大蜜丸，一次1丸；规格（2）水蜜丸，一次6g；规格（3）小蜜丸，一次9g，一日2次。规格（4）浓缩丸，一次9g，一日1次；或将药丸加适量开水溶后服。	丸剂：医保，基药 胶囊：医保，基药 片剂：医保，基药

证型	药物名称	功能	主治病证	用法用量	备注
冲任失调证				片剂:口服。一次2片,一日2次。 胶囊:口服。一次2～3粒,一日3次。	
	八珍益母丸(胶囊、片)	益气养血,活血调经。	用于气血两虚兼有血瘀所致的月经不调,症见月经周期错后、行经量少、淋漓不净、精神不振、肢体乏力。	丸剂:口服。规格(1)大蜜丸,一次1丸;规格(2)、(4)、(5)水蜜丸,一次6g;规格(3)小蜜丸,一次9g,一日2次。 胶囊:口服。一次3粒,一日3次。 片剂:口服。一次2～3片,一日2次。	丸剂:医保,基药 胶囊:医保,基药 片剂:医保
	逍遥丸(颗粒)	疏肝健脾,养血调经。	用于肝郁脾虚所致的郁闷不舒、胸胁胀痛、头晕目眩、食欲减退、月经不调。	丸剂:口服。规格(1)大蜜丸,一次1丸,一日2次;规格(2)、(3)水丸,一次6～9g,一日1～2次;规格(4)浓缩丸,一次8丸,一日3次。 颗粒剂:开水冲服。规格(1)、(2)、(3)、(4)一次1袋,一日2次。	丸剂、颗粒剂:药典,医保,基药
肠道虫积证	四君子丸(合剂、颗粒)	益气健脾。	用于脾胃气虚,胃纳不佳,食少便溏。用于治疗消化性溃疡病、慢性结肠炎、慢性肝炎、慢性低热、冠心病、贫血等病的脾气虚患者。	丸剂:口服。一次3～6g,一日3次。 合剂:口服。一次20ml,一日3次 颗粒剂:开水冲服。一次15g,一日3次。	丸剂:药典,医保 颗粒剂:药典,医保
	化虫丸	杀虫消积。	用于虫积腹痛,蛔虫、绦虫、蛲虫等寄生虫病。	口服,早晨空腹或睡前服。一次6～9g,一日1～2次。1岁儿童服1.5g,7岁以上用成人1/2量,3～7岁儿童用成人1/3量。	

图书在版编目（CIP）数据

常见病中成药临床合理使用丛书. 血液科分册 / 张伯礼，高学敏主编；侯丽，许亚梅分册主编. —北京：华夏出版社，2015.1
ISBN 978-7-5080-8346-9

Ⅰ.①常… Ⅱ.①张… ②高… ③侯…④许…Ⅲ.①血液病－常见病－中成药－用药法 Ⅳ.①R286

中国版本图书馆 CIP 数据核字(2014)第 304362 号

血液科分册

主　　编	侯　丽　许亚梅	
责任编辑	梁学超	
出版发行	华夏出版社	
经　　销	新华书店	
印　　刷	三河市少明印务有限公司	
装　　订	三河市少明印务有限公司	
版　　次	2015 年 1 月北京第 1 版 2015 年 4 月北京第 1 次印刷	
开　　本	880×1230　1/32 开	
印　　张	6.5	
字　　数	145 千字	
定　　价	26.00 元	

华夏出版社　　地址:北京市东直门外香河园北里 4 号　　邮编:100028
网址:www.hxph.com.cn　　电话:（010）64663331（转）
若发现本版图书有印装质量问题，请与我社营销中心联系调换。